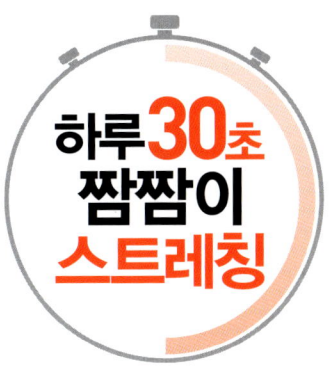

하루 30초 짬짬이 스트레칭

지은이 노현호
펴낸이 안용백
펴낸곳 (주)넥서스

초판 1쇄 발행 2012년 10월 25일
초판 4쇄 발행 2015년 1월 15일

2판 1쇄 발행 2016년 4월 5일
2판 2쇄 발행 2016년 4월 10일

출판신고 1992년 4월 3일 제311-2002-2호
04044 서울특별시 마포구 양화로 8길 24
Tel (02)330-5500 Fax (02)330-5555
ISBN 979-11-5752-728-1   13690

저자와 출판사의 허락 없이 내용의 일부를
인용하거나 발췌하는 것을 금합니다.
저자와의 협의에 따라서 인지는 붙이지 않습니다.

가격은 뒤표지에 있습니다.
잘못 만들어진 책은 구입처에서 바꾸어 드립니다.

www.nexusbook.com
넥서스BOOKS는 (주)넥서스의 실용 브랜드입니다.

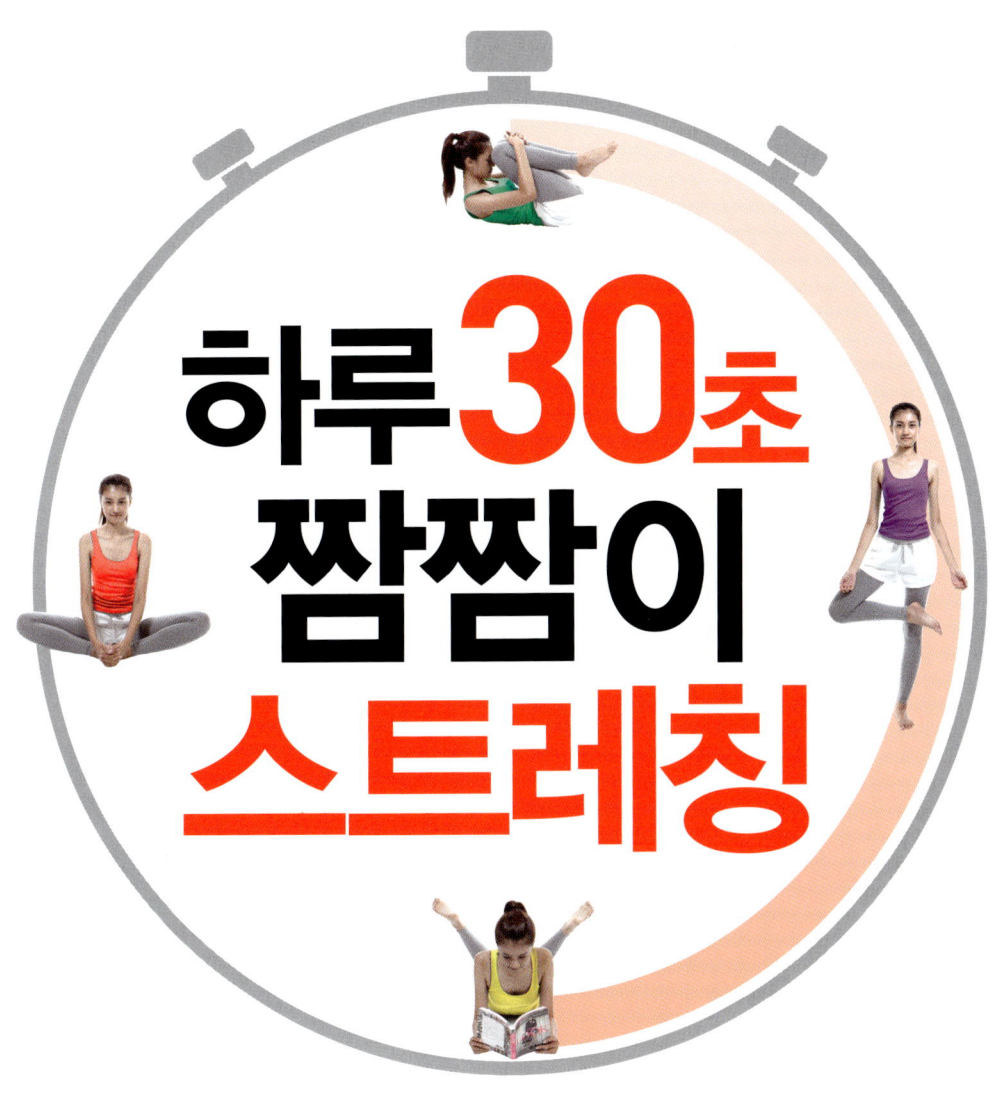

하루 30초 짬짬이 스트레칭

노현호 지음

넥서스BOOKS

○ 머리말

아름답고
건강한 몸을 위한
스트레칭

컴퓨터를 많이 사용하는 사무직 종사자, 주로 앉아서 생활하는 수험생들은 어깨 결림, 손목 결절, 눈의 피로 등을 호소한다. 이런 증후군을 제때 해소하지 않으면 피로가 쌓여 무기력해지고, 혈액 순환이 잘되지 않아서 몸이 차고, 주요 근육은 서서히 굳어져서 몸의 균형이 깨지고 체형도 변한다. 그래서 현대인들 중에는 목을 앞으로 뺀 자세인 거북목, 굽은 등, 요통 등을 앓는 사람이 많다. 체력적인 문제를 넘어 정신과 집중력 하락까지 동반한다.

현대인들은 몸이 피로할 때마다 운동의 필요성을 절실히 느끼지만 시간을 내서 피트니스 센터에 갈 시간도 없고, 체력적으로 많이 지쳐서 피로하고 무기력감에 빠져 있다. 오랜 운동 부족으로 신체가 어려운 운동을 받아들일 체력이 없기 때문에 이런 사람들에게 무조건 전문적인 운동을 제안하는 것은 효과적인 측면에서 좋지 않다. 또한 초보자들에게 어렵고 복잡한 운동은 지속성이 떨어져서 매번 운동 효과를 느끼기도 전에 시작만 반복하게 된다.

평소에 운동을 잘하지 않고, 꾸준히 할 자신이 없는 사람이 처음부터 무조건 오래 뛰고 무거운 덤벨을 많이 든다고 해서 좋은 것은 아니다. 일상생활 속에서 느끼는 피로감과 작은 통증 등에서 해방되는 것이 선행되어야 한다.

국가 대표 조정 선수로서, 퍼스널 트레이너로서 16년 넘게 직접 운동을 하고 가르치면서 깨달은 바가 있다. 매년 해외 운동학회에 나가서 선진 운동법과 노하우를 배우지만 체력 조건에 관계 없이 누구에게나 자신 있게 소개할 수 있는 운동은 단연 스트레칭이다.

스트레칭은 가장 기초적인 운동이지만 신체의 모든 기능과 움직임을 컨트롤 할 수 있는 특별한 운동법이다. 자신의 감정과 스트레스 그리고 체형까지 모든 것을 변화시킬 수 있다. 자동차 튜닝의 끝은 순정이란 말처럼, 운동의 끝은 스트레칭이란 말을 하고 싶다. 언제 어디서나 어떠한 상황에서나 도구 없이 계단 한 칸만 있어도 상황에 맞춰 최고의 헬시 테크닉 라이프를 실천할 수 있다. 30초만 움직여도 그 효과를 크게 느낄 수 있어서 바쁜 현대인들에게 딱 맞는 효율적인 운동이다.

이 책에서는 신체 부위, 장소, 상황별로 할 수 있는 30초 스트레칭 121가지를 수록했다. 사무실에서, 지하철이나 버스를 기다리며, 침대에서 언제 어디서나 할 수 있다. 초보자도 단 30초만으로 바로 효과를 느낄 수 있도록 스트레칭할 때 가장 중요한 호흡과 효과 부위를 보기 쉽게 소개했다. 또한 포인트 박스를 두어 동작의 효과와 유연성에 따라 다르게 동작을 구사할 수 있는 방법을 소개했다.

이 책에서 소개하는 스트레칭 동작을 따라 하고 나면 가벼운 몸과 상쾌한 기분을 느끼게 될 것이다.

노현호

Contents

머리말 4

이 책을 읽기 전에 10

PART 01 워밍업 스트레칭

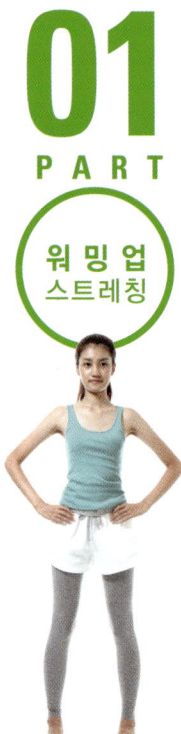

목 스트레칭 16
가슴 펴고 머리 뒤로 젖히기
고개 숙여 뒷목 누르기
목 옆으로 늘이기
목 사선으로 늘이기

어깨 · 팔 스트레칭 20
팔 위쪽 늘이기
어깨 뒤쪽 늘이기
양손 깍지 끼고 상체 숙이기
몸통 옆으로 늘이기

가슴 · 배 스트레칭 24
등 뒤로 팔 깍지 끼고 가슴 펴기
벽 짚고 가슴 늘이기
엎드려 허리 젖히기

옆구리 스트레칭 27
벽 짚고 옆구리 늘이기

등허리 스트레칭 28
다리 잡고 몸통 틀기
다리 걸쳐 무릎 누르기
몸 앞뒤로 흔들기
골반 돌리기

엉덩이 스트레칭 32
다리 붙여 상체 숙이기
한 발로 서서 상체 숙이기

다리 스트레칭 34
허벅지 앞쪽 늘이기
상체 숙여 바닥 짚기
상체 숙여 뒷무릎 늘이기
뒷무릎 늘여서 발끝 잡기 1
뒷무릎 늘여서 발끝 잡기 2
수건 당겨 뒷무릎 늘이기

손목 스트레칭 40
손등 누르기
손등으로 벽 밀기

발목 스트레칭 42
무릎 들어 올리기
정강이 늘이기

02 PART
데일리 스트레칭

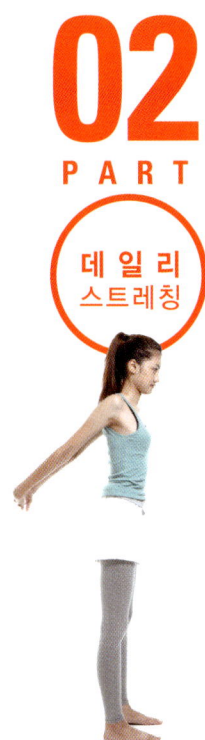

굿모닝 스트레칭 46
누워서 무릎 올렸다 내리기
누워서 골반 좌우로 당기기
누워서 한쪽 다리 당기기
기지개 펴고 몸통 좌우로 늘이기

렛츠 고 스트레칭 50
벽 잡고 상체 밀기
한쪽 다리 뻗어 몸통 늘이기

지하철 & 버스 스트레칭 52
골반 돌리기
등 뒤로 깍지 끼고 가슴 펴기
한쪽 팔로 벽 밀기
고개 당겨 내리기
벽 짚고 옆구리 늘이기
벤치 잡고 목 늘이기

드라이빙 스트레칭 58
팔 위쪽 늘이기
목 옆으로 늘이기

피로 제로 스트레칭 60
누워서 등 조이기
누워서 다리 벌리기
머리 잡고 윗몸 일으키기
고양이 자세로 기지개 펴기
상체 숙여 엉덩이 늘이기
누워서 기지개 펴기
누워서 무릎 당기기

TV 스트레칭 66
엎드려서 V자 만들기
앉아서 V자 만들기
다리 들고 손뼉 치기

굿이브닝 스트레칭 68
누워서 깊은 숨 쉬기
다리 붙였다 들기

03 PART
릴랙스 스트레칭

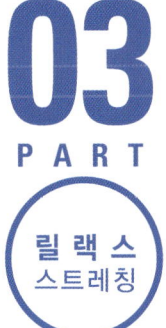

기분을 좋게 하는 호흡법 72
스마일 호흡법 & 기지개 스트레칭
웅크림 호흡법
정화 호흡법
V자형 탄력 호흡법 & 스트레칭
명치 유연 호흡법

몸의 긴장을 푸는 스트레칭 76
서서 배 내밀기
등 조이기
상체 옆으로 늘이기
뇌 활동 자극 지압
몸통 털기

머리가 맑아지는 스트레칭 82
센서리 모터 스트레칭
뒷목 누르기
귀 당기기

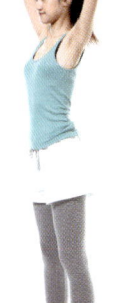
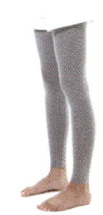

04 PART
에너지 업 스트레칭

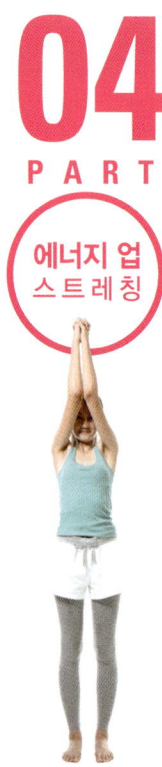

나른함을 없애 주는 스트레칭 86
팔 흔들흔들 호흡법
무릎 구부리고 머리 숙이기
사과 모양으로 주먹 쥐고 팔 돌리기
다리 벌려 상체 틀기
뒷무릎 늘여서 발끝 잡기

뒷목의 뻐근함을 풀어 주는 스트레칭 92
거북이 자세로 엉덩이 들기
의자 잡고 목 늘이기

어깨 결림을 풀어 주는 스트레칭 94
PNF 패턴 상체 늘이기

허리가 아플 때 하는 스트레칭 99
다리 겹쳐 상체 틀기

눈의 피로를 풀어 주는 스트레칭 100
측두근 돌리기
뒷목 누르기

05 PART
다이어트 스트레칭

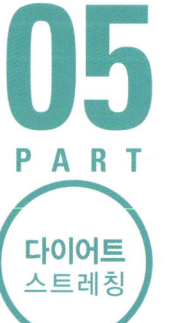

변비 탈출 스트레칭 104
바다사자 자세로 상체 올리기
누워서 허리 붙이기

매끈한 하체 라인 스트레칭 106
하늘 바라기 자세
허벅지 뒤쪽 늘이기

뱃살 제로 스트레칭 108
다리 붙였다 들기
엎드려 허리 젖히기

S 라인 스트레칭 110
몸 앞뒤로 흔들기
무릎 잡고 몸 비틀기
무릎 허벅지에 걸쳐 당기기

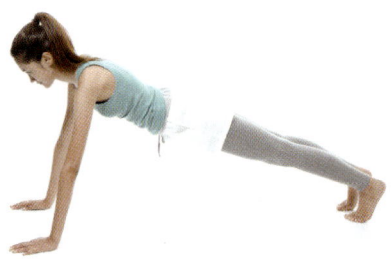

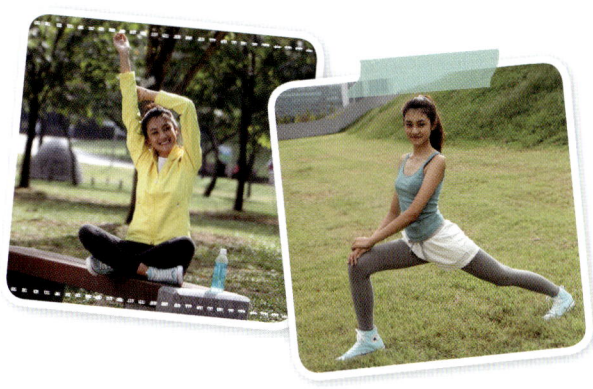
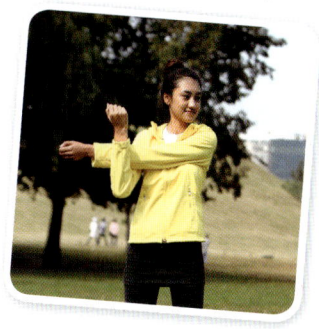

06 PART
다이내믹 스트레칭

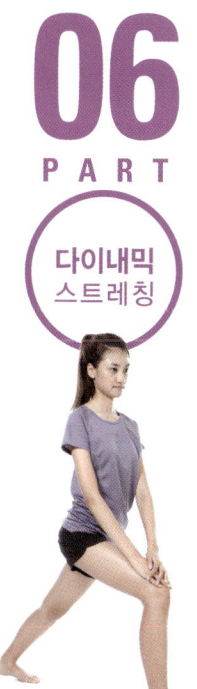

다이내믹 베이식 스트레칭 114

몸통 늘이기
몸통 옆으로 늘이기
팔 뒤쪽 늘이기
어깨 뒤쪽 늘이기
목 늘이기
고개 숙여 뒷목 늘이기
가슴 펴고 머리 뒤로 젖히기
허벅지 앞쪽 늘이기
무릎 들어 올리기
무릎 옆으로 들어 올리기
상체 숙이기
상체 숙여 발목 잡기
다리 꼬아 상체 숙여 비틀기
다리 벌려 상체 틀기
한 쪽 다리 뻗고 바닥 짚기
종아리 늘이기
정강이 늘이기

다이내믹 리듬 스트레칭 128

다이내믹 허벅지 앞쪽 늘이기
다이내믹 무릎 올리기
다이내믹 무릎 옆으로 들어 올리기
다이내믹 다리 뻗어 상체 구부리기
다이내믹 스파이더 그로이너
다이내믹 허벅지 옆쪽 늘이기
다이내믹 엉덩이 늘이기
다이내믹 다리 위로 들어 올리기
다이내믹 클로징 스파이더 그로이너
다이내믹 킥-킹 스트레칭

◯ 이 책을 읽기 전에

스트레칭에 규칙은 없다

스트레칭에 특별한 기술은 없다. 몸의 각 부위별 근육을 충분히 늘이고 당겨 주기만 하면 된다. 특별한 준비 단계도 필요 없다. 자신의 유연성에 맞춰 첫 페이지부터 차근차근 따라 하면 된다. 몸의 움직임에 귀 기울이면서 호흡, 자세만 기억하면 된다.

스트레칭의 호흡

대부분의 운동 초보자는 스트레칭할 때 동작만 익히려고 한다. 그러나 동작에만 집중해서 스트레칭하면 동작이 마음처럼 되지 않아서 쉽게 질리고 유연성이 빨리 늘지 않는다. 왜 그럴까? 해답은 호흡에서 찾을 수 있다. 스트레칭은 무산소운동이 아니다. 모든 스포츠, 더 크게 모든 신체 활동(심장 박동까지)은 호흡에서 시작한다.

몸을 움직일 때는 에너지가 필요하고 에너지를 사용하면 젖산이 생긴다. 호흡을 하면 이 젖산이 맑고 깨끗한 산소로 바뀌고, 폐로 들어간 산소는 혈액을 타고 동맥을 통해 우리 몸으로 퍼진다. 그래서 근육의 긴장감이 이완되고 스트레스받았던 근육도 안정을 되찾는다. 그리고 통증을 전달하는 근막들도 제자리를 잡으며 통증이 완화된다. 이처럼 스트레칭에서의 호흡은 내 몸에 휴식을 부르는 주문과도 같다. 호흡이 시작되면 동작이 시작되고 호흡이 끝나고 나면 동작도 끝이 난다.

스트레칭에서 중요한 호흡은 다음 두 가지로 정리할 수 있다.

호흡의 기본
코로 뱃속까지 숨을 깊게 들이마시고 입으로 폐가 들러 붙을 정도로 내쉰다.

호흡 시간
평균적으로 한 번 호흡할 때마다 3~5초로 하고, 표준 동작을 기준으로 한 동작당 평균 3~5회까지 진행한다. 평균 30초가 소요된다. 동작의 움직임이 큰 스트레칭은 호흡을 10회까지 진행한다.

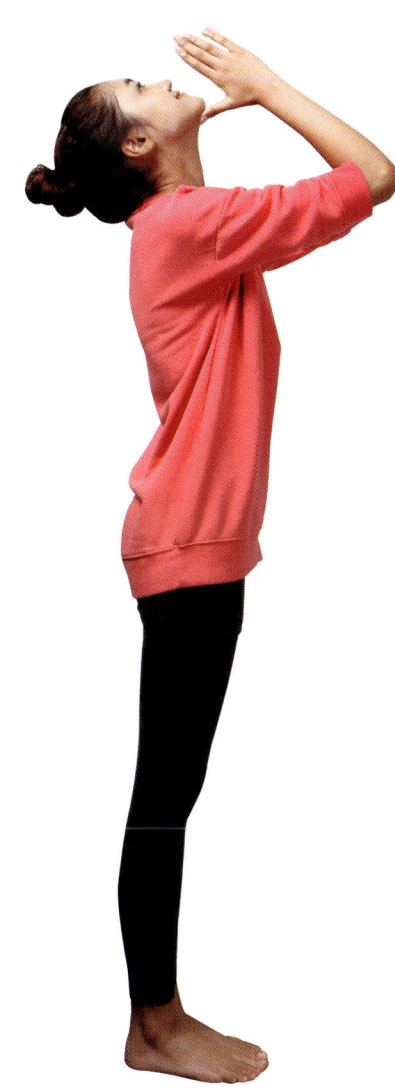

호흡의 종류

정적인 스트레칭 ▶ 코로 숨을 들이마시고 입으로 내쉰다.

숨을 내쉬다 Breath 심심의 안정과 어깨 근육의 뭉침, 혈액 순환과 휴식 그리고 혈압과 혈당의 안정화를 취하기 위한 호흡이다. 숨을 내쉴 때 가슴과 배가 함께 아래로 내려가는 것이 보여야 한다. 천천히 '후우~'라는 소리가 나게 한다.

동작의 움직임이 큰 스트레칭 ▶ 코로 숨을 들이마시고 입으로 내뱉는다.

숨을 내뱉다 Power Breath 파워 호흡이라고 하는데 산소를 들이마시고 내쉬는 개념보다는 호흡 테크닉이 포함되어 있다. 스트레칭을 하다 보면 한 발로 서기, 발뒤꿈치 들고 서기, 근육을 수축하여 늘리는 동작들이 포함되어 있다. 숨을 강하게 내뱉음으로써 몸통을 기둥 형태로 만들어 안정성을 확보하고 흔들림 없이 정확한 자세를 구사할 수 있도록 한다. 입 밖으로 숨을 강하게 내뱉으면서 '푸후~' 소리를 내면 강하게 몸통 근육들이 수축되는 효과를 얻을 수 있다.

재활을 받는 환자들에게도 적용되는 호흡이다.

호흡 위주의 스트레칭 ▶ 입으로 숨을 들이마시고 입으로 내쉰다.

스트레칭의 자세

스트레칭은 몸의 기본을 제대로 세우는 운동이므로 기본 자세를 유지하는 것은 매우 중요하다. 서 있거나 의자에 앉아 있을 때 바른 자세를 취하면 근육의 균형이 바로 잡혀 이상적인 자세가 만들어진다.

상체 기본 자세

턱을 목젖을 향해 당기고 어깨 라인을 일자로 맞춰 한쪽이 기울지 않게 한다. 가슴과 등허리는 곧게 편다.

코어

몸의 중심과 힘의 시작되는 곳을 코어라고 한다. 코어가 안정되면 움직임에 의한 부상을 예방할 수 있고, 완벽하고 효율적인 움직임으로 좋은 자세를 만들어 낼 수 있다.

코어를 컨트롤하고 인식할 수 있는 것이 바로 호흡이다. 코어의 컨트롤 능력은 호흡으로부터 나오므로 이 두 가지가 조화를 이룬다면 근육이 탄력 있어지고 혈액 순환이 잘되어 바른 자세를 만들 수 있다.

하체의 기본 자세

골반을 한 쪽으로 틀거나 한 쪽 다리로 체중을 지탱하는 짝다리를 하지 않는다. 다리는 곧게 편다.

스트레칭의 유연성

운동을 통해서 어느 정도 유연성을 늘릴 수는 있지만 사람마다 타고난 유연성이 다르므로 이상적인 스트레칭 자세를 유지하려고 스트레스받을 필요는 없다. 당겨짐으로 오는 고통을 머리와 가슴으로 이해하고 몸으로 받아들이면 된다.

스트레칭으로 알아 보는 신체 나이

양손을 깍지 끼고 팔꿈치를 가운데로 붙인다. 팔을 위로 올렸을 때 턱이 보이면 신체 나이가 30대, 코가 보이면 20대, 눈까지 보이면 10대이다. 반대로 팔꿈치가 서로 닿지 않는다면 어깨와 등에 문제가 있는 것이다.

운동 전후 스트레칭

운동을 할 때의 스트레칭은 관절의 가동 범위를 정상 범위로 만들기 위한 예비 동작이다. 운동 전 스트레칭은 뭉친 근육을 풀어 줘 피로를 유발하는 젖산이 쌓이지 않도록 하며, 부상을 예방한다. 또 근육을 데우

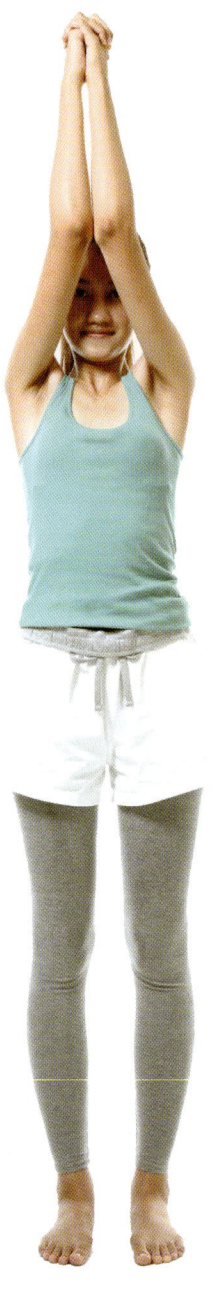

는 워밍업 역할도 해 몸이 본운동에 쉽게 적응하도록 돕는다.

운동이 끝난 후에도 스트레칭을 하는 것이 좋다. 운동이 끝났음을 몸에 알리면서 운동하는 동안 긴장된 근육들에게 휴식 신호를 주기 때문이다. 20분 정도 충분한 시간을 갖고 스트레칭하며, 근육을 진정시키기 위해 한 동작당 30초에서 1분 정도 실시한다. 만약 고강도의 운동이 아닌데도 운동 후 손발이 떨리고 사지가 아프거나 얼굴이 붉어지거나 편두통이 온다면 스트레칭을 제대로 하지 않았다는 증거이다.

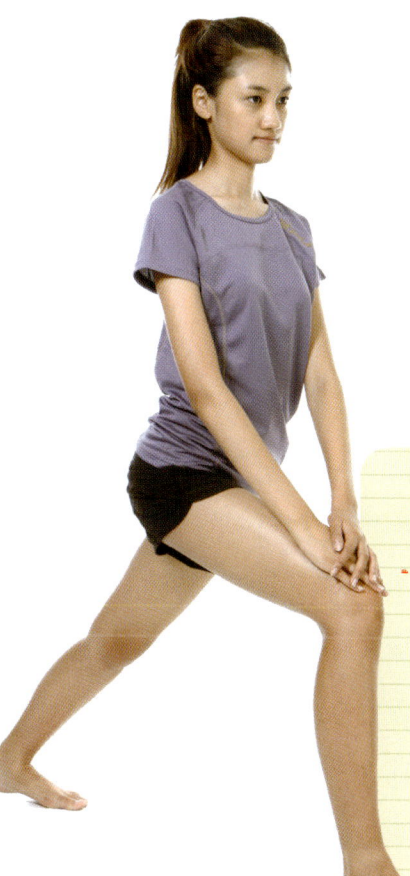

하루 30초 짬짬이 스트레칭 6가지만 기억하자!

1. 동작보다 **호흡에 집중**하라.
2. 동작의 횟수를 늘리기보다 **자세를 정확하게** 잡아라.
3. 유연성의 범위보다 **근육의 자극**을 몸으로 이해하라.
4. **시작 자세를 바로잡고** 진행하라.
5. 모든 부위를 통합적으로 사용하라.
6. 몸이 괴로울 때까지 하지 마라. 스트레칭을 하면서 **상쾌함을** 느껴라.

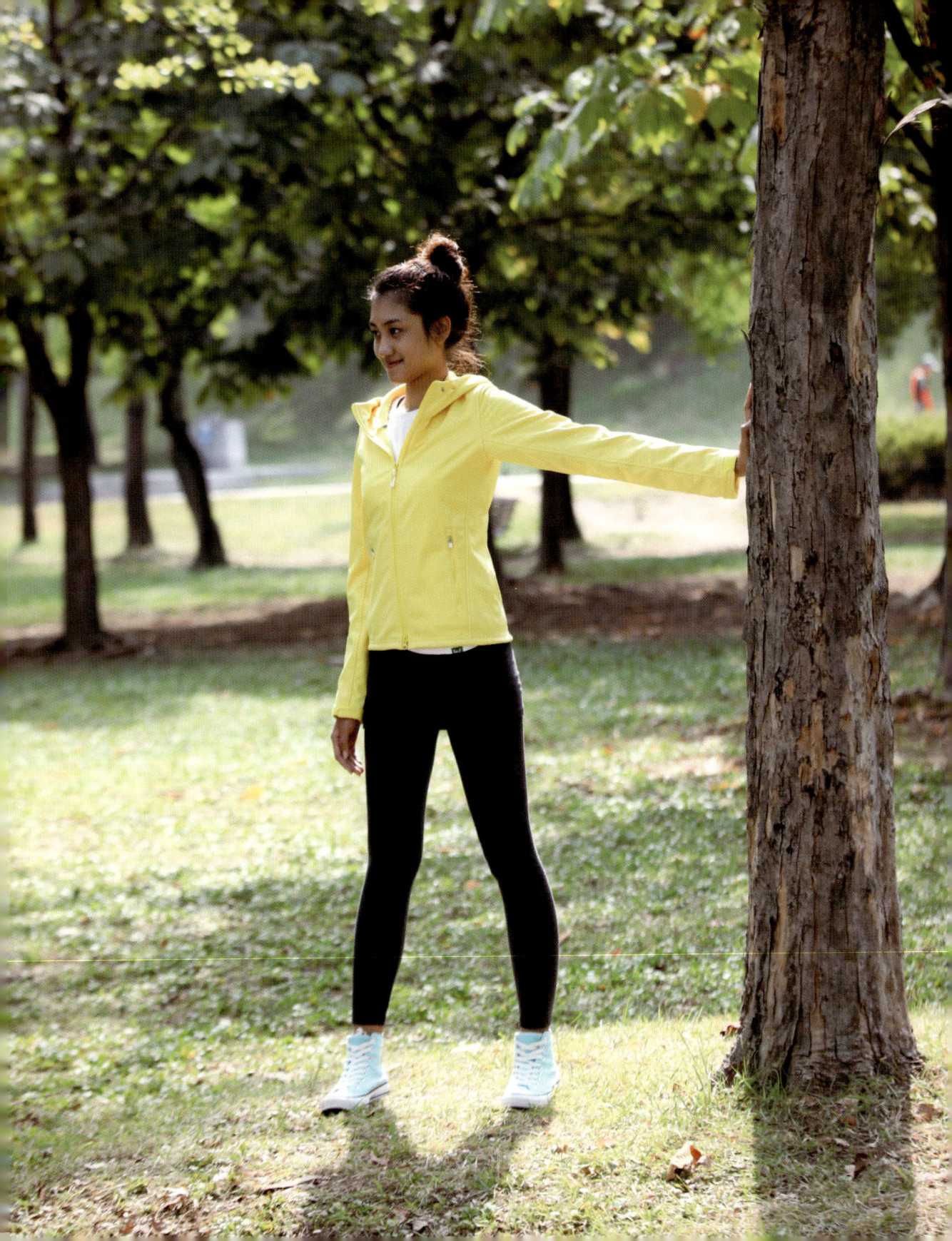

01 PART
Warming-Up Stretching

워밍업 스트레칭

워밍업 스트레칭은 찌뿌듯한 몸을 가볍게 해 주어 신체 리듬을 원활하게 하는 기본적인 스트레칭이다. 누구나 쉽게 따라 할 수 있는 간단한 동작으로, 처진 몸을 깨우고 긴장감으로 굳은 몸을 풀어 준다.

Warming-Up Stretching
목 스트레칭

피로로 목이 굳으면 뇌로 가는 혈액의 흐름이 방해되어 정신이 멍해지고, 목의 균형이 깨져 밝은 표정을 짓기 힘들다. 목의 피로를 풀어 주는 스트레칭은 앉은 자리에서도 쉽게 할 수 있고, 스트레칭을 하고 나면 금세 편안함을 느낄 수 있다.

가슴 펴고 머리 뒤로 젖히기 ▶ 효과 부위: 목 앞쪽 · 가슴 · 등

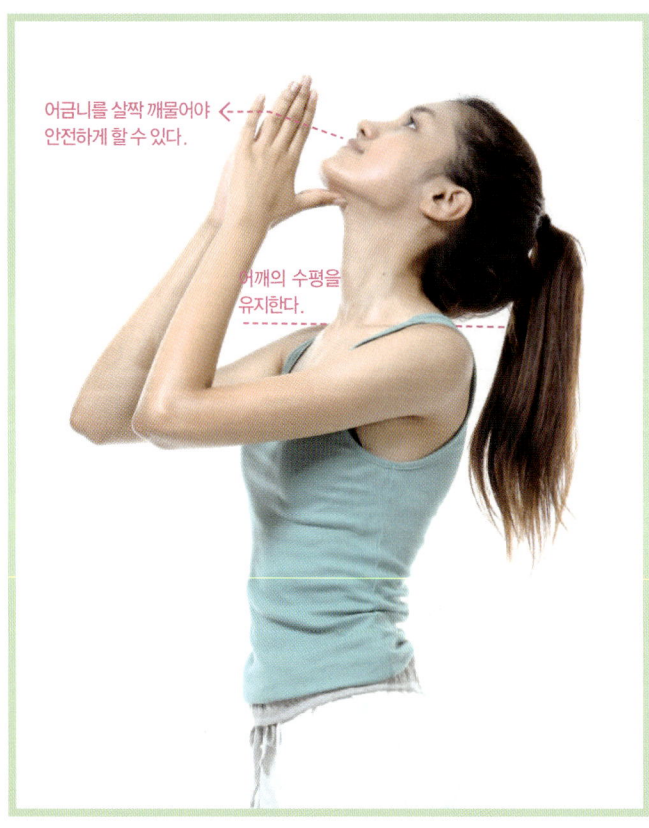

어금니를 살짝 깨물어야 안전하게 할 수 있다.

어깨의 수평을 유지한다.

1 가슴을 펴고 양손을 모아 엄지손가락으로 턱을 받친다. 코로 숨을 깊게 들이마셨다 입으로 내쉬면서 양 엄지손가락으로 턱을 밀며 고개를 뒤로 젖힌다. 숨을 다 내쉬면 엄지손가락을 턱에서 떼고 고개를 천천히 내려 정면을 본다.

Point!

등과 목이 많이 굽었거나, 과도한 스트레스로 뒷목이 뻣뻣한 사람은 기도가 약해져 있으므로 이 동작을 피한다.
흡연을 많이 하는 사람은 이 동작을 할 때 기도가 눌려 기침이 나온다. 스트레칭을 시작하자마자 기침을 한다면 금연해야 한다.

고개 숙여 **뒷목** 누르기 ▶ 효과 부위: 뒷목·등

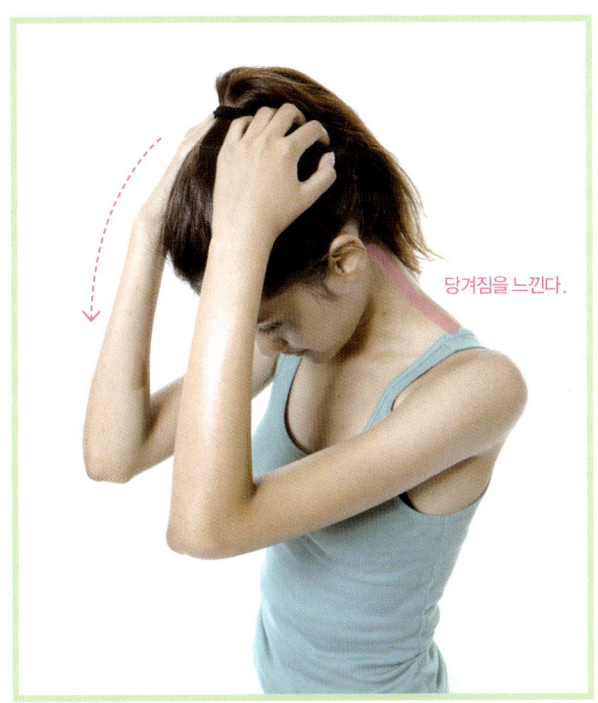

당겨짐을 느낀다.

1 양 손가락에 힘을 주어 뒷머리를 천천히 누른다. 힘을 유지한 채 턱을 목젖에 갖다 댄다는 느낌으로 고개를 말아 숙인다.
코로 숨을 깊게 들이마셨다 입으로 내쉬면서 손가락으로 뒷머리를 강하게 누른다. 숨을 2~3회 깊게 쉰다. 천천히 손을 내리고 고개를 들어 올린다.

Point!

머리를 손끝으로 마사지하듯이 눌러 쥐야 목에 부담이 덜 가고 혈액 순환과 근육 이완이 된다.

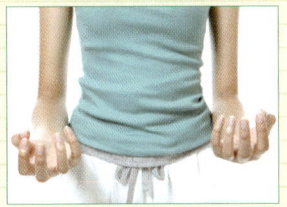

목 옆으로 늘이기 ▶ 효과 부위: 목 옆쪽

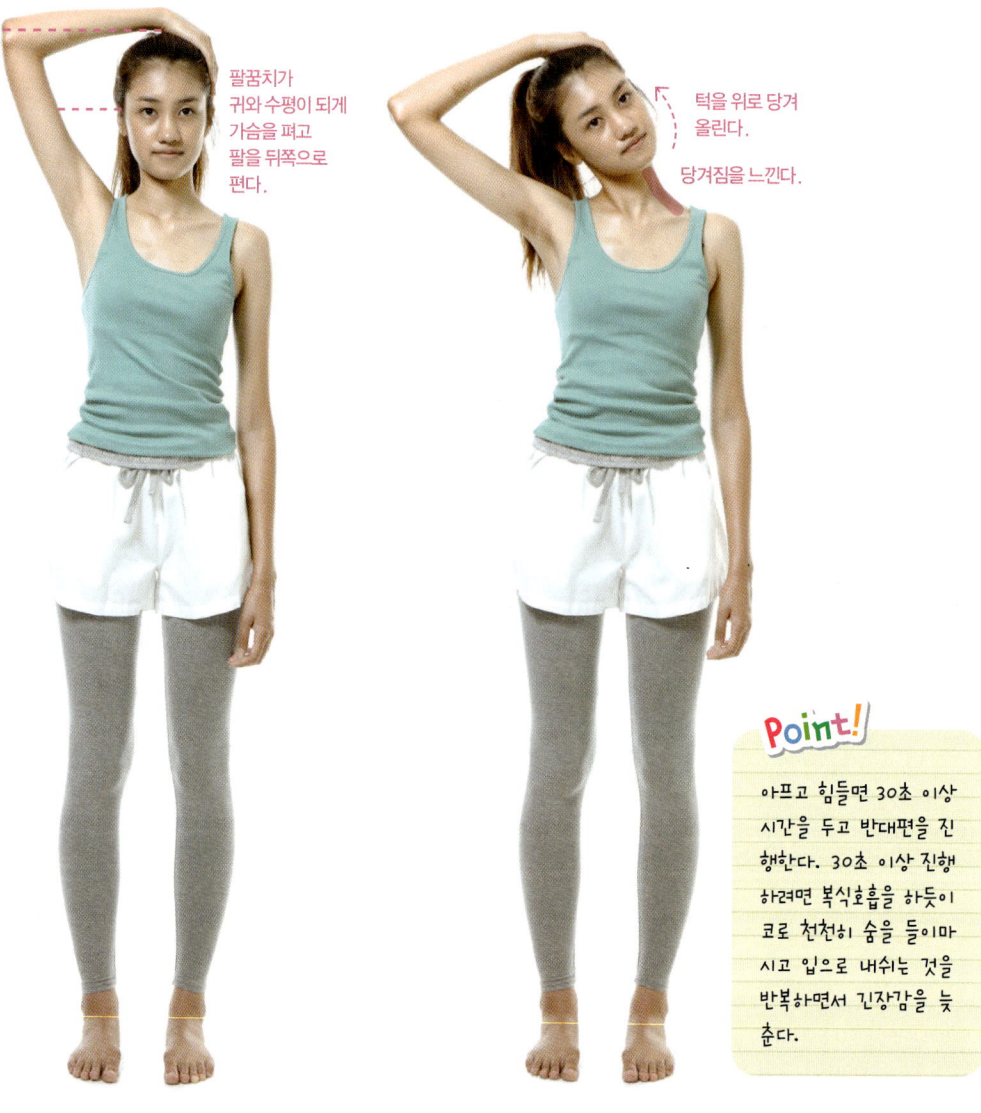

팔꿈치가 귀와 수평이 되게 가슴을 펴고 팔을 뒤쪽으로 편다.

턱을 위로 당겨 올린다.

당겨짐을 느낀다.

Point!

아프고 힘들면 30초 이상 시간을 두고 반대편을 진행한다. 30초 이상 진행하려면 복식호흡을 하듯이 코로 천천히 숨을 들이마시고 입으로 내쉬는 것을 반복하면서 긴장감을 늦춘다.

1 다리를 어깨 너비로 벌리고 서서 오른손을 머리(측두근)에 올린다.

2 코로 숨을 들이마셨다 입으로 내쉬면서 고개를 옆으로 기울인다. 어깨와 목에 긴장감이 빠질 때까지 손가락에 누르는 힘을 10~20초간 유지하고, 다시 코로 숨을 들이마시면서 시작 자세로 돌아온다. 반대편도 같은 방법으로 진행한다. 머리를 손가락으로 눌러 당겨야 정확한 효과를 볼 수 있다.

목 사선으로 늘이기

▶ 효과 부위: 목 옆쪽 · 턱 아래 · 머리 뒤쪽 · 팔

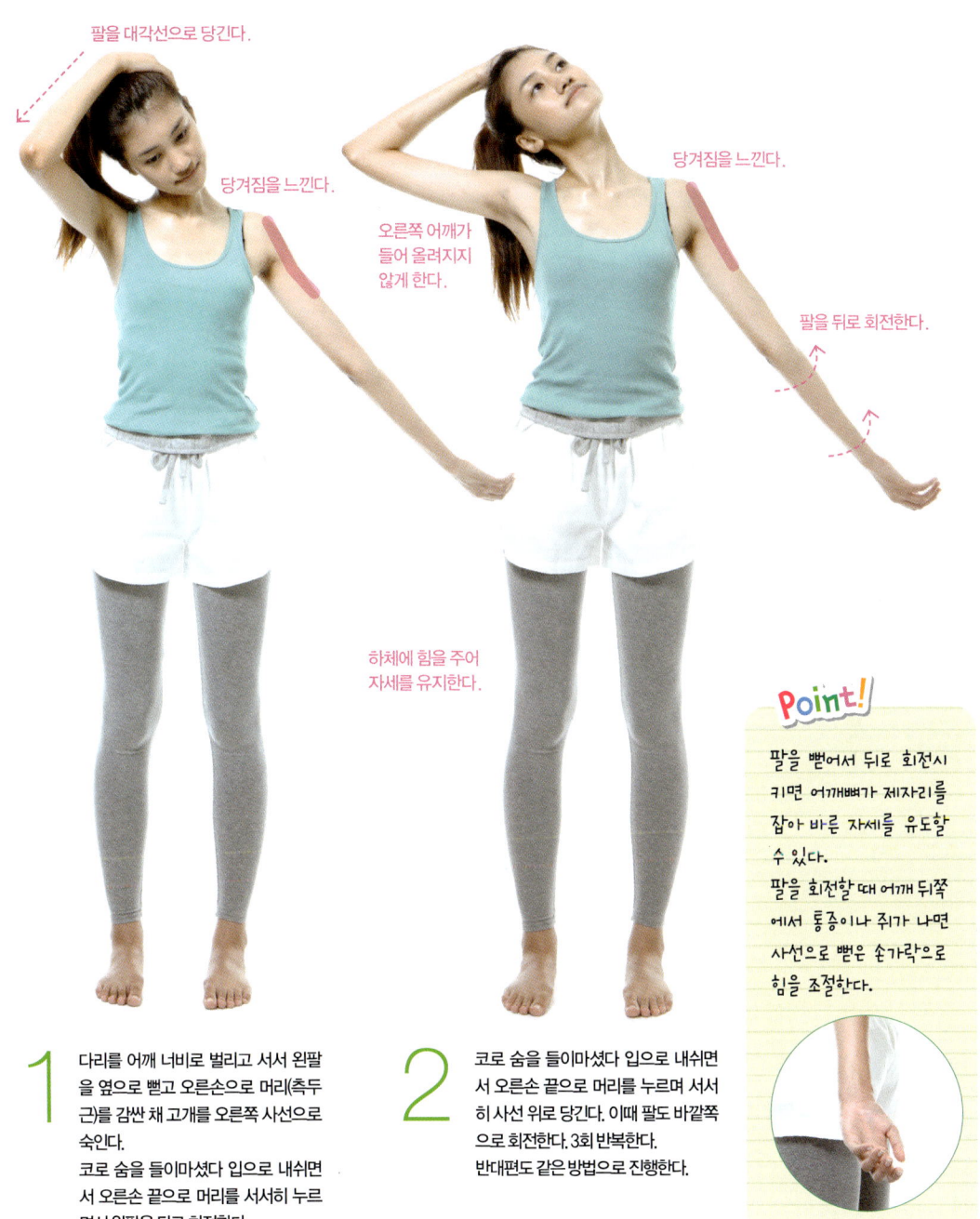

팔을 대각선으로 당긴다.

당겨짐을 느낀다.

오른쪽 어깨가 들어 올려지지 않게 한다.

당겨짐을 느낀다.

팔을 뒤로 회전한다.

하체에 힘을 주어 자세를 유지한다.

1 다리를 어깨 너비로 벌리고 서서 왼팔을 옆으로 뻗고 오른손으로 머리(측두근)를 감싼 채 고개를 오른쪽 사선으로 숙인다.
코로 숨을 들이마셨다 입으로 내쉬면서 오른손 끝으로 머리를 서서히 누르면서 왼팔을 뒤로 회전한다.

2 코로 숨을 들이마셨다 입으로 내쉬면서 오른손 끝으로 머리를 누르며 서서히 사선 위로 당긴다. 이때 팔도 바깥쪽으로 회전한다. 3회 반복한다.
반대편도 같은 방법으로 진행한다.

Point!
팔을 뻗어서 뒤로 회전시키면 어깨뼈가 제자리를 잡아 바른 자세를 유도할 수 있다.
팔을 회전할 때 어깨 뒤쪽에서 통증이나 쥐가 나면 사선으로 뻗은 손가락으로 힘을 조절한다.

Warming-Up Stretching
어깨·팔 스트레칭

컴퓨터, 스마트폰 등 미디어 세상이 열리면서 신체의 큰 움직임이 적어지고 손가락 움직임이 바빠졌다. 그로 인해 어깨 움직임이 적어지면서 팔 뒤쪽과 어깨 전체가 굳어져 작은 움직임만으로도 쉽게 피로해진다. 어깨와 팔, 두 부위를 서로 연결하는 스트레칭을 하면 근육의 피로를 해소할 수 있다.

팔 위쪽 늘이기

▶ 효과 부위: 어깨 뒤쪽·팔 뒤쪽

1 다리를 어깨 너비로 벌리고 서서 왼팔을 머리 뒤로 꺾는다. 코로 숨을 깊게 들이마셨다 입으로 내뱉으면서 오른손으로 왼팔 팔꿈치를 잡아 오른쪽으로 당긴다.

당겨짐을 느낀다.

고개를 숙이지 말고 정면을 보려고 노력해야 어깨와 견갑골 라인까지 스트레칭 효과를 느낄 수 있다.

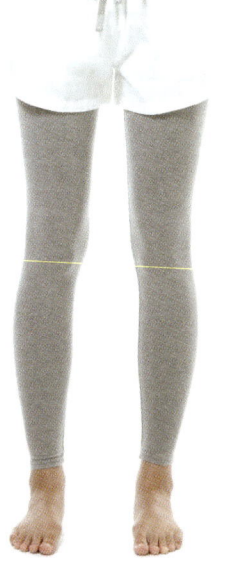

Point!

뒤에서 봤을 때 ▶ 꺾은 팔 끝이 목 아래 튀어 나온 부위에 닿게 한다.

옆에서 봤을 때 ▶ 귀 바로 뒤에 팔이 오게 한다.

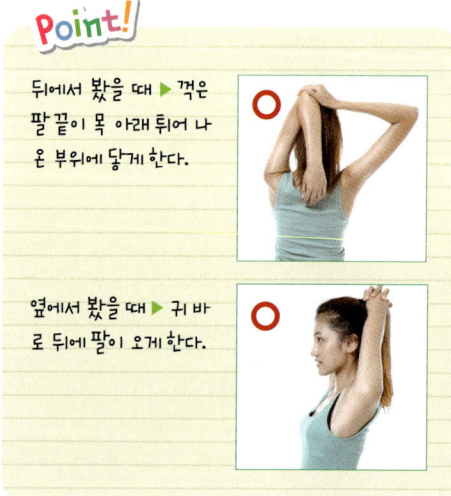

어깨 뒤쪽 늘이기 ▶ 효과 부위: 어깨 뒤쪽 · 팔 뒤쪽

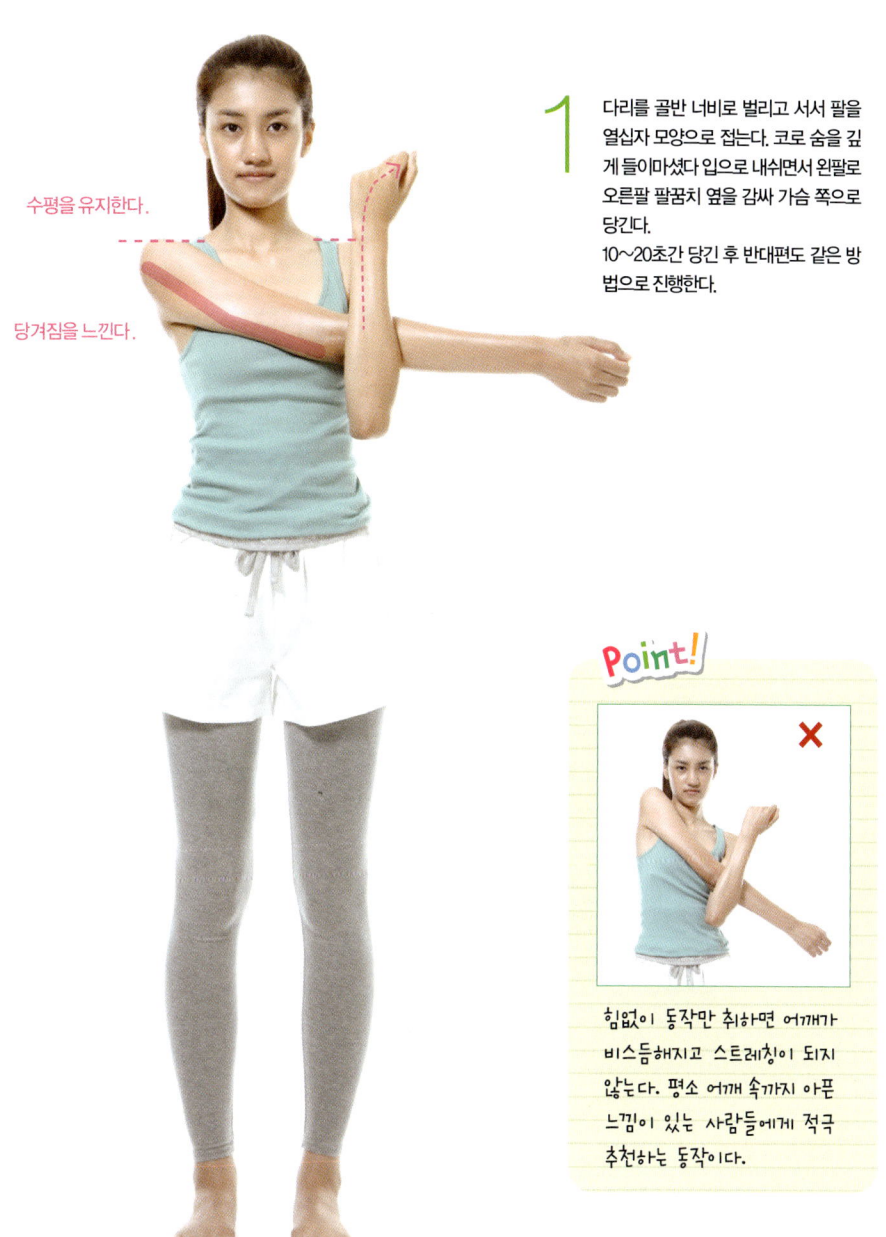

수평을 유지한다.

당겨짐을 느낀다.

1 다리를 골반 너비로 벌리고 서서 팔을 열십자 모양으로 접는다. 코로 숨을 깊게 들이마셨다 입으로 내쉬면서 왼팔로 오른팔 팔꿈치 옆을 감싸 가슴 쪽으로 당긴다.
10~20초간 당긴 후 반대편도 같은 방법으로 진행한다.

Point!

힘없이 동작만 취하면 어깨가 비스듬해지고 스트레칭이 되지 않는다. 평소 어깨 속까지 아픈 느낌이 있는 사람들에게 적극 추천하는 동작이다.

워밍업 스트레칭 2

양손 깍지 끼고 **상체** 숙이기

▶ 효과 부위: 등허리 · 팔 · 엉덩이 · 다리 뒤쪽

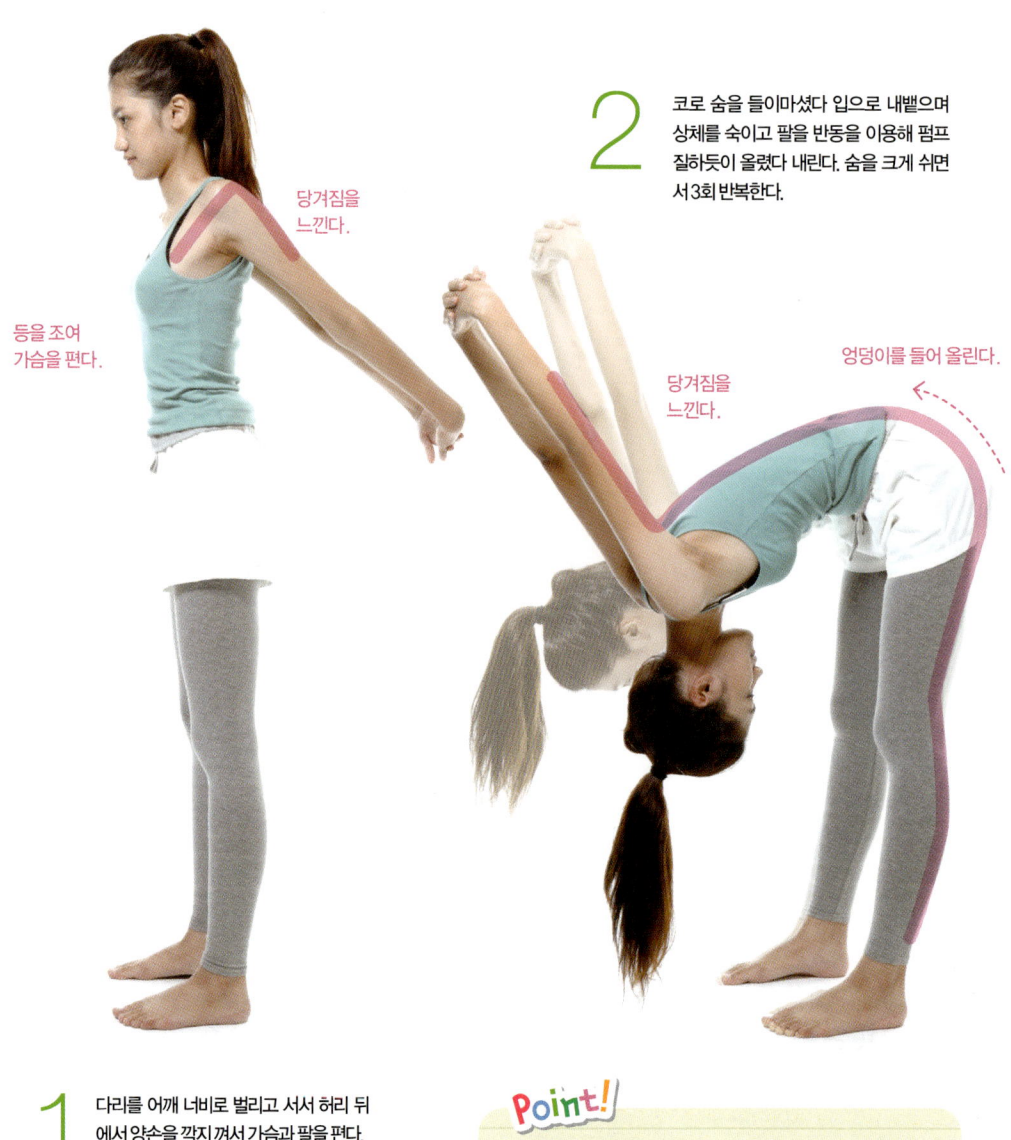

2 코로 숨을 들이마셨다 입으로 내뱉으며 상체를 숙이고 팔을 반동을 이용해 펌프질하듯이 올렸다 내린다. 숨을 크게 쉬면서 3회 반복한다.

당겨짐을 느낀다.

등을 조여 가슴을 편다.

당겨짐을 느낀다.

엉덩이를 들어 올린다.

1 다리를 어깨 너비로 벌리고 서서 허리 뒤에서 양손을 깍지 껴서 가슴과 팔을 편다.

Point!

유연성이 부족한 사람은 다리에 힘을 주어 상체와 팔에 반동을 많이 주어 밑으로 더 숙이려고 노력한다. 평소 등과 목이 뻣뻣한 사람은 상체를 숙일 때 뒷목에 힘이 들어갈 수 있으니 주의한다.

몸통 옆으로 늘이기 ▶ 효과 부위: 상체

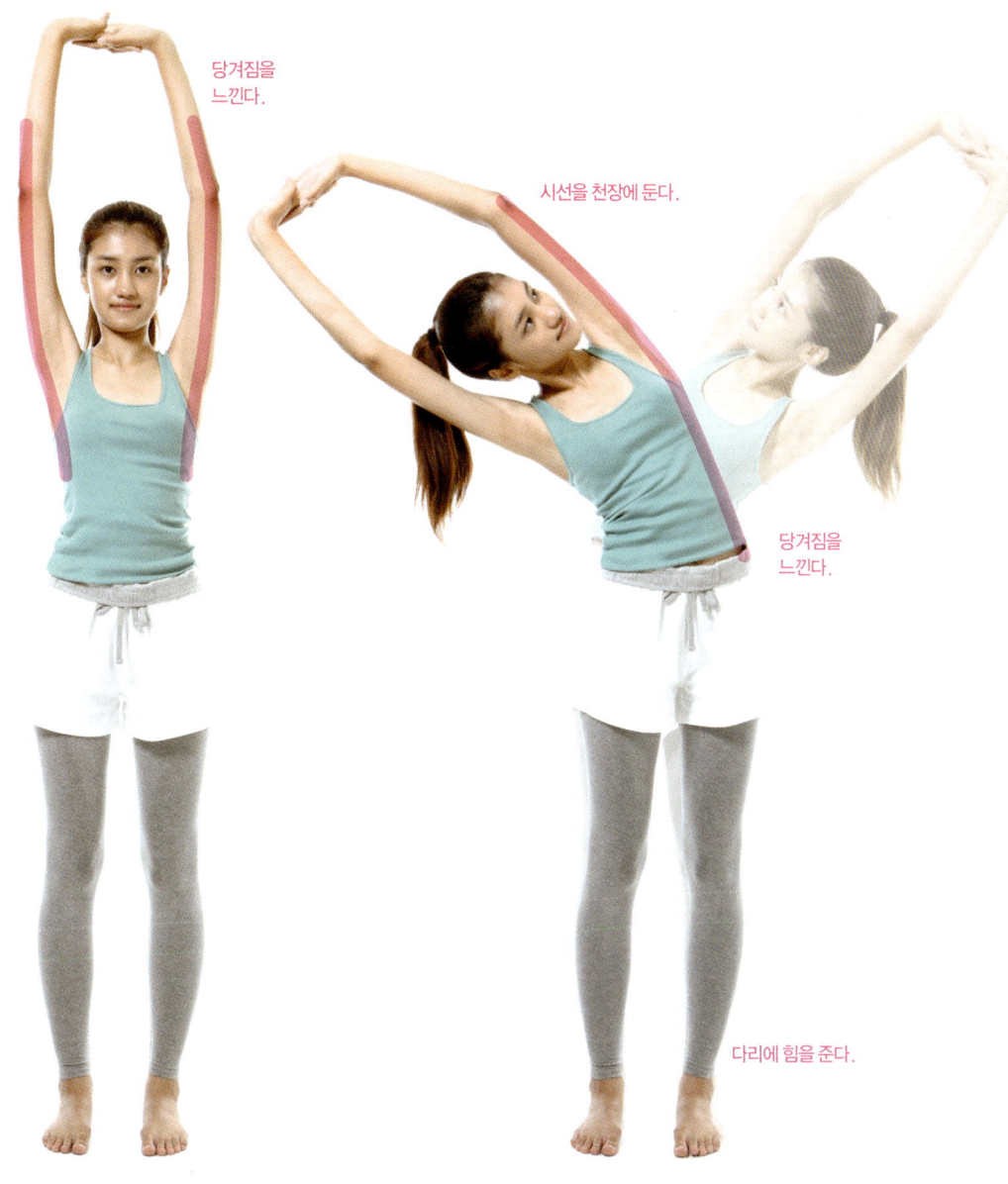

당겨짐을 느낀다.

시선을 천장에 둔다.

당겨짐을 느낀다.

다리에 힘을 준다.

1 다리를 어깨 너비로 벌리고 선다. 코로 숨을 들이마셨다 입으로 내쉬면서 기지개를 펴듯이 온몸을 쭉쭉 늘인다.

2 다시 코로 숨을 들이마신 뒤 상체를 오른쪽으로 늘인다. 이때 최대 범위까지 늘이고 나면 들이마신 숨을 참았다가 최대 지점에서 3초 뒤에 입으로 숨을 내뱉는다. 다시 숨을 들이마시며 시작 자세로 돌아온다. 반대편도 같은 방법으로 진행한다.

Warming-Up Stretching
가슴·배 스트레칭

현대인들은 등과 어깨의 뻐근함을 자주 호소하는데, 이를 해결하기 위해서는 가슴과 복부를 단련하고, 간단한 스트레칭으로 뭉친 근육을 풀어 피곤함과 무기력함을 해소해야 한다.

등 뒤로 팔 깍지 끼고 가슴 펴기

▶ 효과 부위: 가슴·등·팔

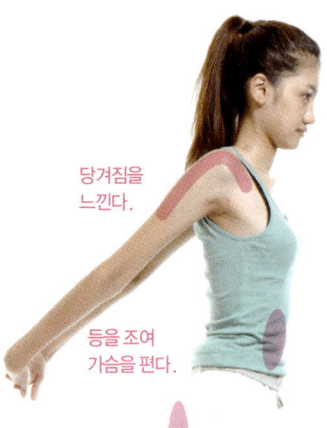

당겨짐을 느낀다.

턱을 당기고 시선을 정면에 둔다.

등을 조여 가슴을 편다.

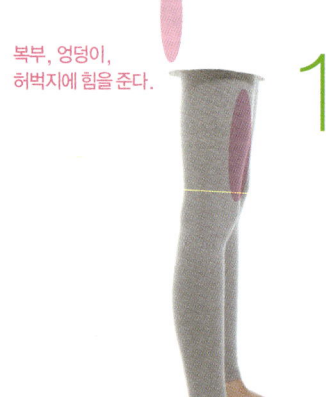

복부, 엉덩이, 허벅지에 힘을 준다.

1 다리를 어깨 너비로 벌리고 서서 허리 뒤로 양손을 깍지 낀다. 반동을 주어 팔을 위아래로 들어 올렸다 내린다. 이때 팔의 반동에 맞추어 '후~푸~후~푸~' 하고 짧은 간격으로 숨을 들이마셨다 내쉼을 반복한다. 호흡 위주로 진행한다.

Point!

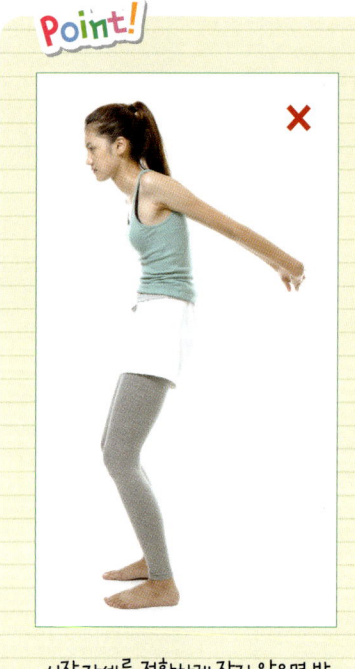

시작 자세를 정확하게 잡지 않으면 반동을 줄 때 무릎과 허리가 구부정해진다. 팔이 위로 많이 올라가지 않는다면 자신이 할 수 있는 범위 내에서 진행해도 효과를 볼 수 있다.

벽 짚고 가슴 늘이기

▶ 효과 부위: 어깨 · 가슴 · 등허리 · 엉덩이 · 허벅지 뒤쪽 · 종아리

워밍업 스트레칭 3

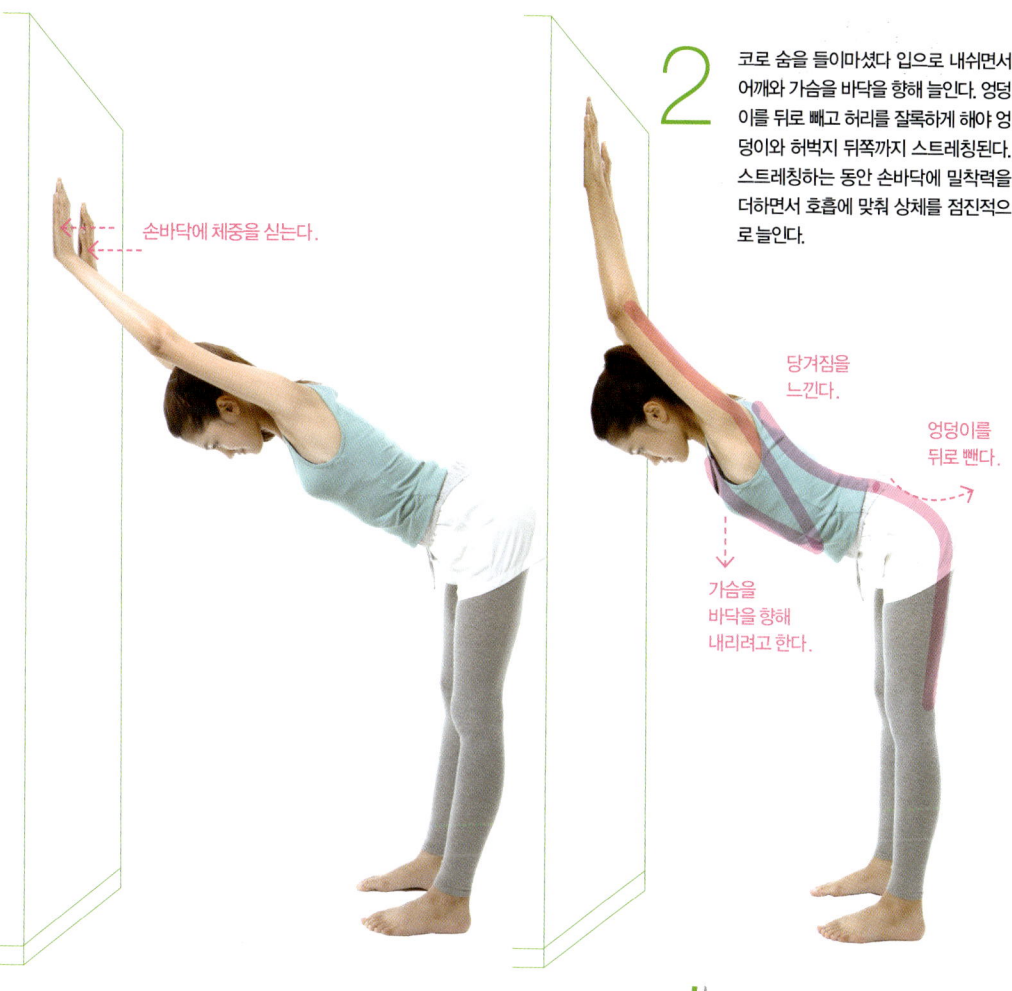

손바닥에 체중을 싣는다.

2 코로 숨을 들이마셨다 입으로 내쉬면서 어깨와 가슴을 바닥을 향해 늘인다. 엉덩이를 뒤로 빼고 허리를 잘록하게 해야 엉덩이와 허벅지 뒤쪽까지 스트레칭된다. 스트레칭하는 동안 손바닥에 밀착력을 더하면서 호흡에 맞춰 상체를 점진적으로 늘인다.

당겨짐을 느낀다.

엉덩이를 뒤로 뺀다.

가슴을 바닥을 향해 내리려고 한다.

1 벽 앞에 서서 다리를 어깨 너비로 벌린다. 양 손가락을 벌려 자신의 키 높이에 손바닥을 밀착시킨다.

Point!

벽 짚고 가슴 늘이기는 어깨와 가슴 그리고 등의 유연성의 조화가 잘 이루어져야 하는 동작이다. 유연성이 좋은 편이 아니라면 발의 위치나 손바닥의 높낮이로 스트레칭을 조절한다.

엎드려 허리 젖히기

▶ 효과 부위: 가슴 · 등허리 · 복부 · 허벅지 앞쪽

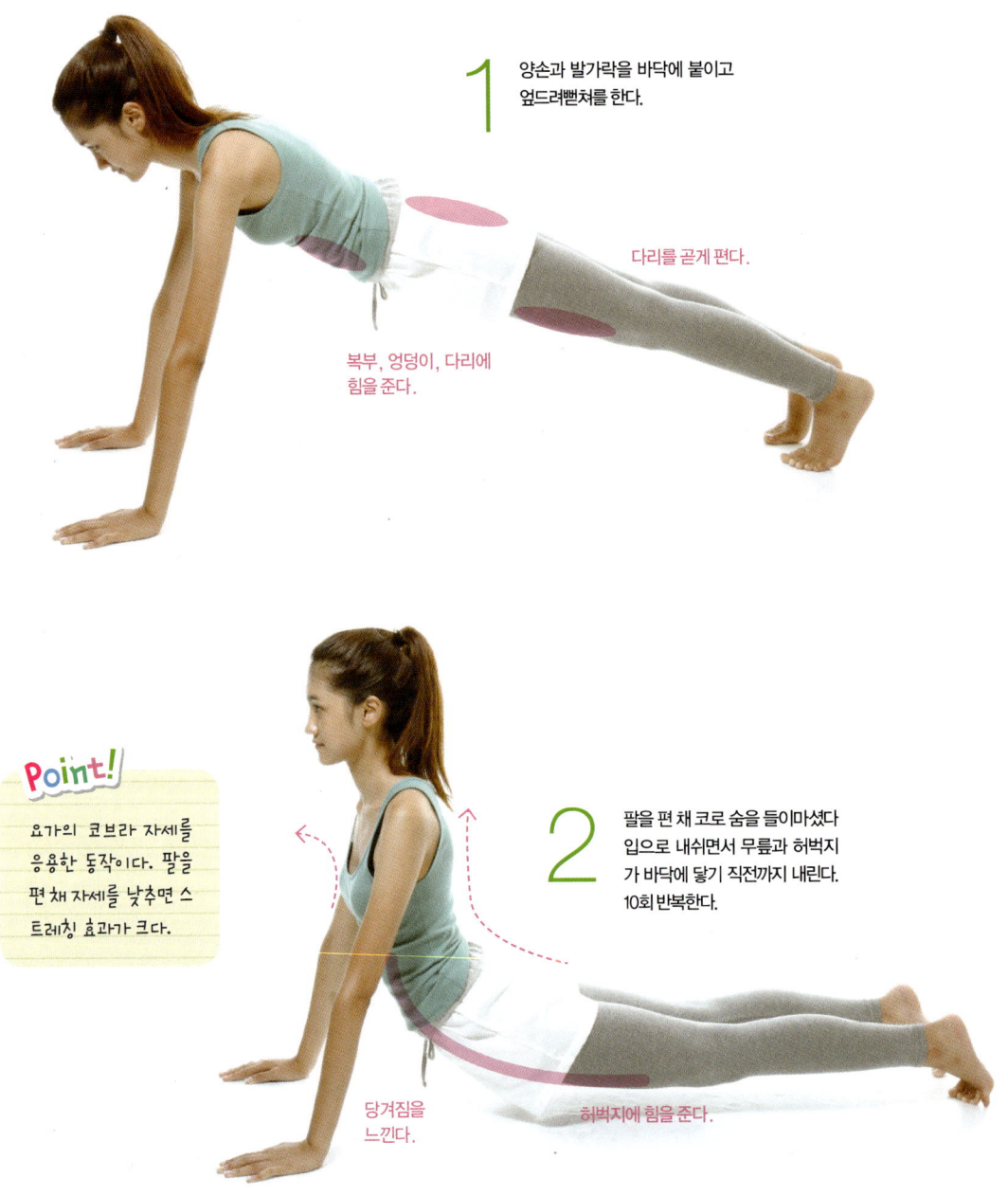

1 양손과 발가락을 바닥에 붙이고 엎드려뻗쳐를 한다.

- 다리를 곧게 편다.
- 복부, 엉덩이, 다리에 힘을 준다.

Point!
요가의 코브라 자세를 응용한 동작이다. 팔을 편 채 자세를 낮추면 스트레칭 효과가 크다.

2 팔을 편 채 코로 숨을 들이마셨다 입으로 내쉬면서 무릎과 허벅지가 바닥에 닿기 직전까지 내린다. 10회 반복한다.

- 당겨짐을 느낀다.
- 허벅지에 힘을 준다.

Warming-Up
Stretching 옆구리 스트레칭

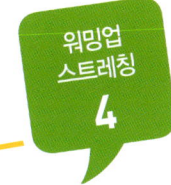
워밍업 스트레칭 4

옆구리는 일상생활에서 거의 사용할 일이 없어서 유연성이 부족하다.
이 부위가 경직되면 복부와 허리에 나쁜 영향을 주기 쉽다. 옆구리 동작은 굳은 근육을 풀어 줄 뿐 아니라 위나 장의 운동도 원활하게 한다. 허리살 빼기에도 좋다.

벽 짚고 옆구리 늘이기
▶ 효과 부위: 옆구리 · 등 · 골반

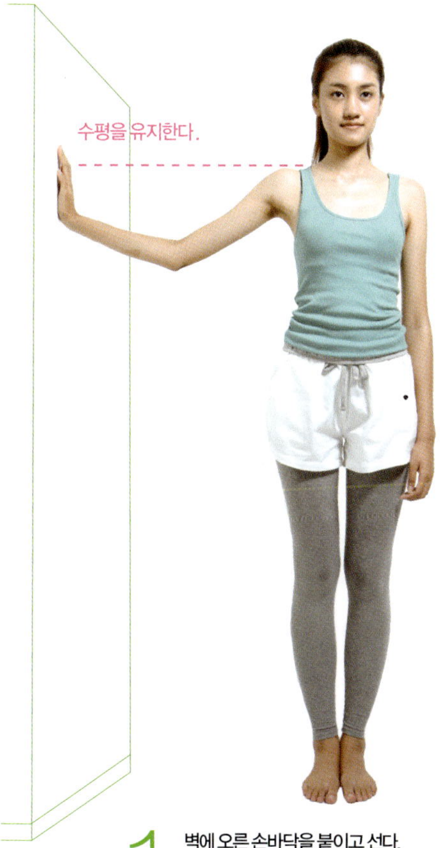

수평을 유지한다.

골반을 옆으로 내민다.

당겨짐을 느낀다.

1 벽에 오른 손바닥을 붙이고 선다.

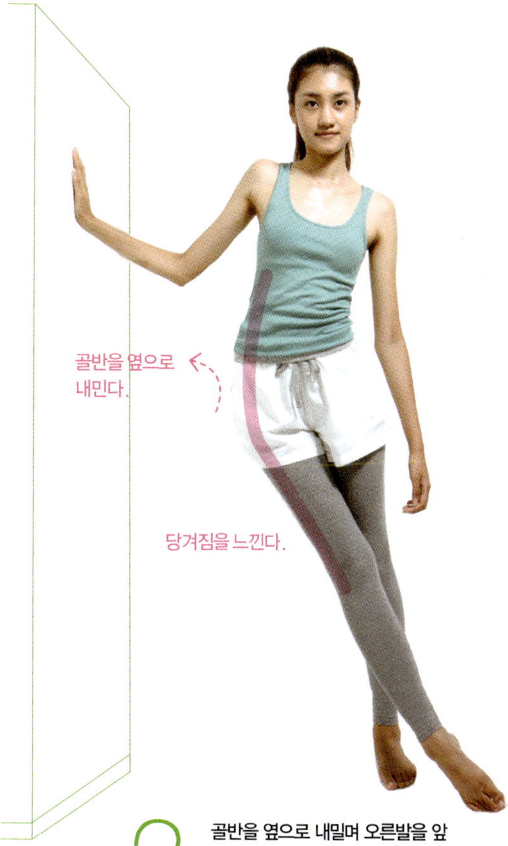

2 골반을 옆으로 내밀며 오른발을 앞으로 빼고 오른팔을 구부리며 입으로 숨을 들이마셨다 코로 내쉬며 옆구리를 늘인다. 10회 반복한다.

027

Warming-Up Stretching
등허리 스트레칭

등허리에 긴장감이 심하면 근육이 뭉쳐 쉽게 피로함을 느끼고 숙면을 취하는 것조차 매우 힘들다. 평소 등허리를 풀어 주는 스트레칭을 규칙적으로 시행함으로써 뭉친 근육을 풀어 준다.

다리 잡고 몸통 틀기
▶ 효과 부위: 가슴 · 등허리 · 엉덩이

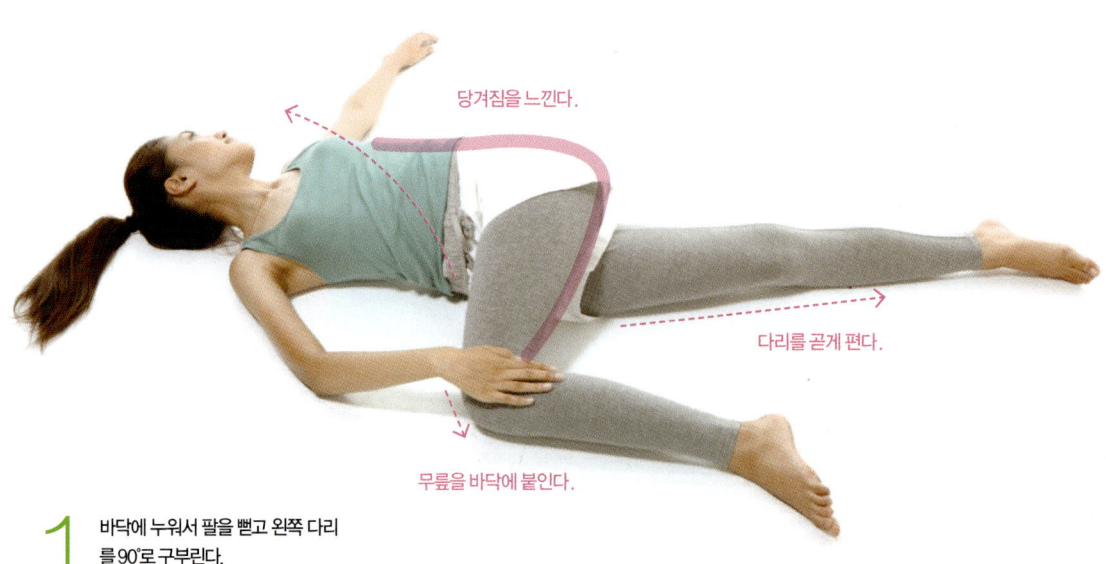

당겨짐을 느낀다.
다리를 곧게 편다.
무릎을 바닥에 붙인다.

1 바닥에 누워서 팔을 뻗고 왼쪽 다리를 90°로 구부린다.
코로 숨을 들이마셨다 입으로 내쉬면서 오른손으로 왼쪽 다리를 당겨 내린다. 고개를 돌려 시선을 왼손 끝에 둔다.
호흡을 10회 반복한다. 반대편도 같은 방법으로 진행한다.

Point!
사진처럼 동작을 하기 어렵다면 자신이 할 수 있는 만큼 자세를 만들어서 최대 3분씩 꾸준히 진행한다. 15일 후에는 사진처럼 자세가 만들어지고 조금씩 등허리가 스트레칭될 것이다.

다리 걸쳐 무릎 누르기

▶ 효과 부위: 몸통 · 허벅지 앞쪽 · 골반 · 엉덩이

워밍업 스트레칭 5

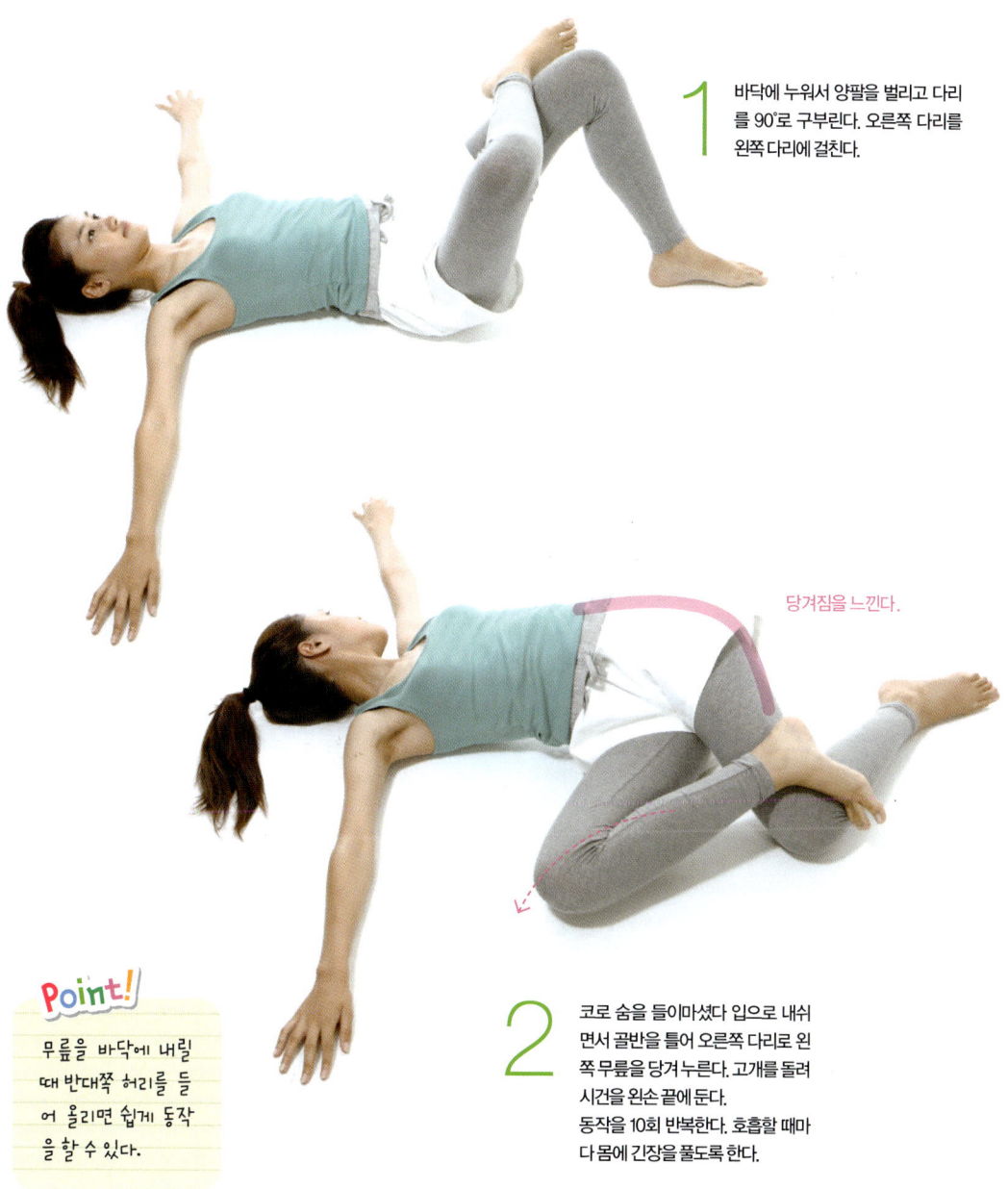

1 바닥에 누워서 양팔을 벌리고 다리를 90°로 구부린다. 오른쪽 다리를 왼쪽 다리에 걸친다.

당겨짐을 느낀다.

2 코로 숨을 들이마셨다 입으로 내쉬면서 골반을 틀어 오른쪽 다리로 왼쪽 무릎을 당겨 누른다. 고개를 돌려 시건을 왼손 끝에 둔다.
동작을 10회 반복한다. 호흡할 때마다 몸에 긴장을 풀도록 한다.

Point!
무릎을 바닥에 내릴 때 반대쪽 허리를 들어 올리면 쉽게 동작을 할 수 있다.

몸 앞뒤로 흔들기 ▶ 효과 부위: 목·등허리

1 바닥에 누워서 양손 깍지 끼어 양쪽 무릎을 감싸 안는다.

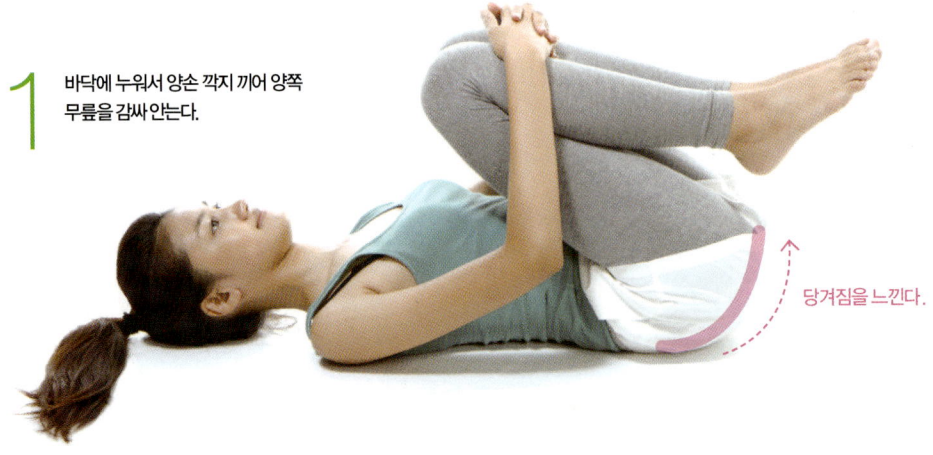

당겨짐을 느낀다.

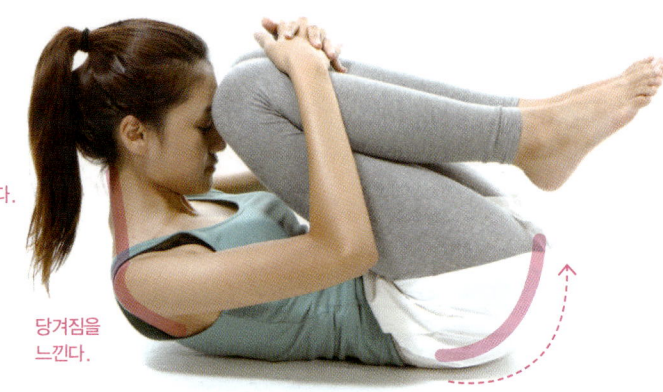

턱을 당겨 뒷목을 늘인다.

당겨짐을 느낀다.

당겨짐을 느낀다.

2 코로 숨을 들이마셨다 입으로 내뱉으며 팔로 무릎을 당기고 고개를 숙여 이마를 무릎에 댄다. 등이 둥글게 말리면 반동을 주어 몸을 앞뒤로 흔든다. 30초에서 1분간 진행한다.

Point!

일자 허리를 가진 사람은 팔 힘을 이용하여 꼬리뼈를 감아올린다는 생각으로 엉덩이만 말아 올린다.
힘의 중심점을 찾지 못해서 몸을 앞뒤로 흔들지 못하는 경우도 있다.

골반 돌리기 ▶ 효과 부위: 허리·복부·골반·허벅지·무릎·발목

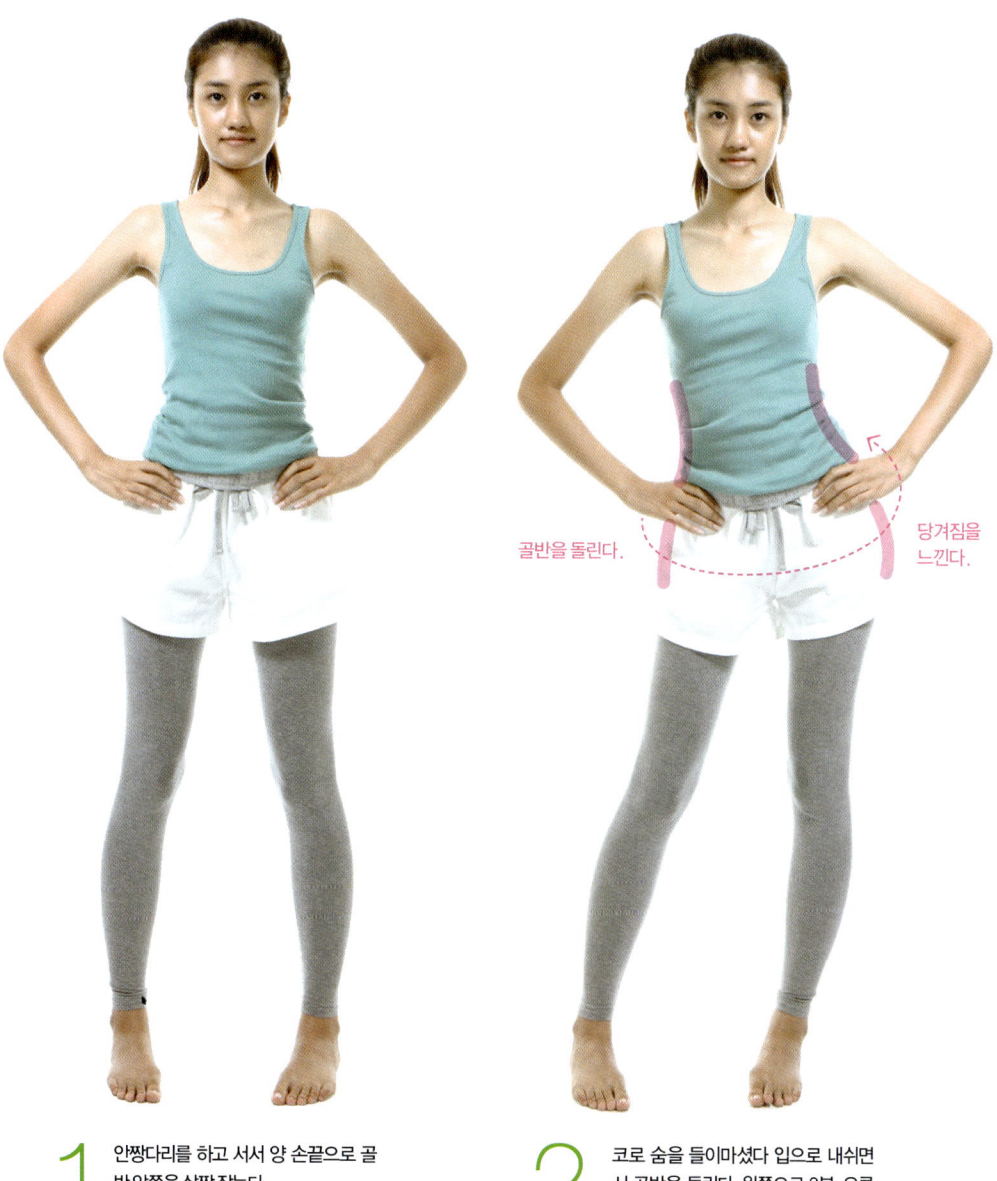

골반을 돌린다. 당겨짐을 느낀다.

1 안짱다리를 하고 서서 양 손끝으로 골반 앞쪽을 살짝 잡는다.

2 코로 숨을 들이마셨다 입으로 내쉬면서 골반을 돌린다. 왼쪽으로 3분, 오른쪽으로 3분 진행한다.

Warming-Up Stretching
엉덩이 스트레칭

엉덩이에는 많은 근육이 다발로 연결되어 있다. 엉덩이의 움직임은 일정한 패턴이 정해져 있어서 다양한 스트레칭 동작을 하는 것보다 단 한 번의 동작만으로 연결된 근육이 모두 스트레칭될 수 있도록 한다.

다리 붙여 상체 숙이기

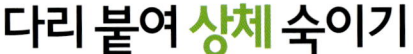

▶ 효과 부위: 엉덩이 · 다리

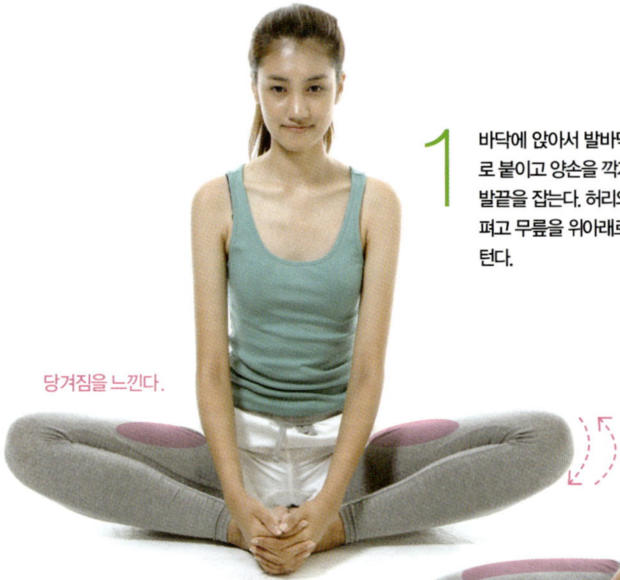

1 바닥에 앉아서 발바닥을 서로 붙이고 양손을 깍지 껴서 발끝을 잡는다. 허리와 등을 펴고 무릎을 위아래로 20회 턴다.

당겨짐을 느낀다.

Point!
상체가 잘 숙여지지 않으면 발을 앞으로 더 빼거나, 수건을 기둥에 걸고 손으로 잡아당기면서 상체를 숙인다.

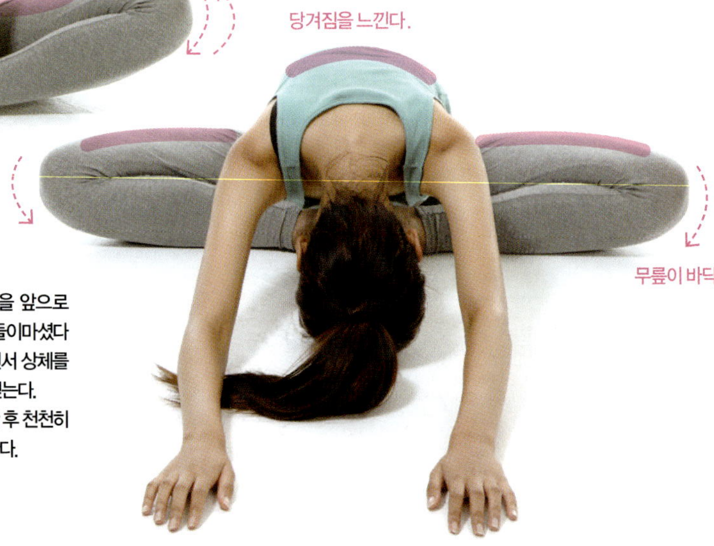

당겨짐을 느낀다.

무릎이 바닥을 향하게 한다

2 발을 붙인 채 양손을 앞으로 뻗는다. 코로 숨을 들이마셨다 입으로 숨을 내쉬면서 상체를 앞으로 숙여 팔을 뻗는다. 호흡을 10회 반복한 후 천천히 시작자세로 돌아간다.

워밍업 스트레칭 6

한 발로 서서 **상체** 숙이기 ▶ 효과 부위: 엉덩이 · 허벅지 안쪽

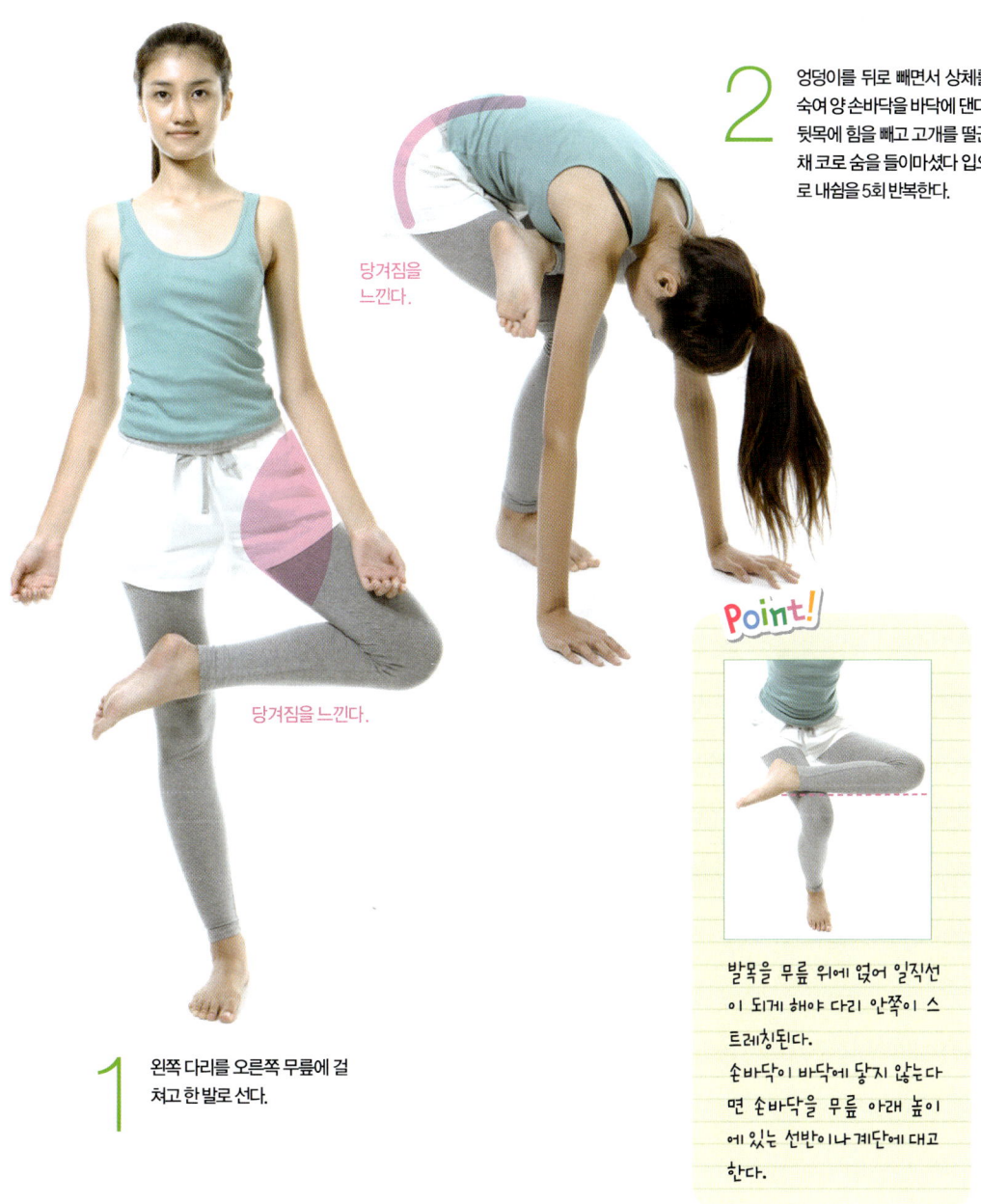

2 엉덩이를 뒤로 빼면서 상체를 숙여 양 손바닥을 바닥에 댄다. 뒷목에 힘을 빼고 고개를 떨군 채 코로 숨을 들이마셨다 입으로 내쉼을 5회 반복한다.

당겨짐을 느낀다.

당겨짐을 느낀다.

1 왼쪽 다리를 오른쪽 무릎에 걸쳐고 한발로 선다.

Point!

발목을 무릎 위에 얹어 일직선이 되게 해야 다리 안쪽이 스트레칭된다.
손바닥이 바닥에 닿지 않는다면 손바닥을 무릎 아래 높이에 있는 선반이나 계단에 대고 한다.

Warming-Up Stretching
다리 스트레칭

다리는 우리 몸의 움직임을 지배하는 중요한 부분이다. 다리를 스트레칭하면 신체의 많은 부분에 힘이 고루 전달됨으로써 균형이 이루어져 몸이 편안해진다.

허벅지 앞쪽 늘이기

▶ 효과 부위: 허벅지 앞쪽

1 오른발을 뒤로 접어 오른손으로 발등을 잡고 뒤꿈치로 엉덩이를 누른다. 왼팔은 중심을 잡기 위해 앞으로 뻗는다. 발등을 당겨 누르면서 코로 숨을 들이마셨다 입으로 길게 내뱉으며 10~20초간 자세를 유지한다. 반대편도 같은 방법으로 진행한다.

당겨짐을 느낀다.

Point!
균형 잡기가 어렵다면 한 손으로 벽이나 책상을 짚어 얹어 중심을 잡는다. 발등을 당겨 누를 때 무릎과 무릎 사이를 붙이면 작은 근육까지 스트레칭할 수 있다.

상체 숙여 바닥 짚기

▶ 효과 부위: 뒷목 · 등허리 · 허벅지 뒤쪽 · 엉덩이 · 종아리

워밍업 스트레칭 7

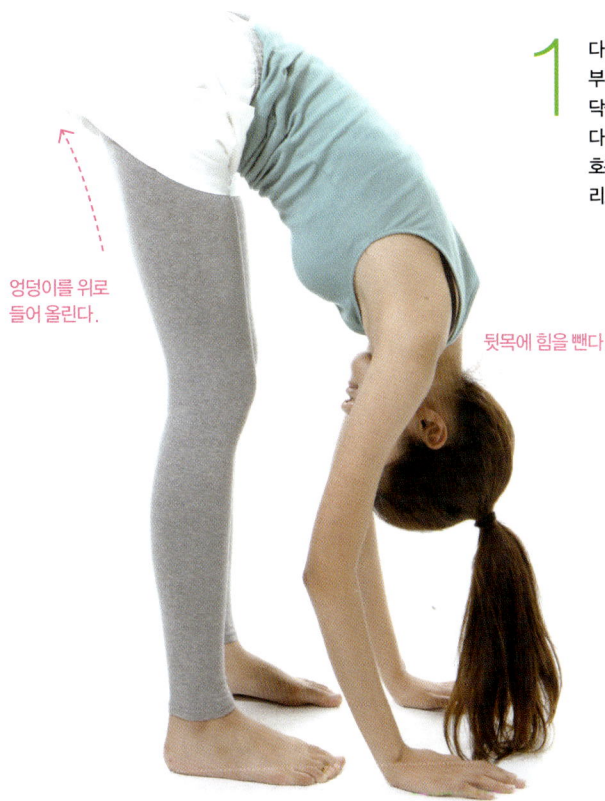

엉덩이를 위로 들어 올린다.

뒷목에 힘을 뺀다.

1 다리를 어깨 너비로 벌리고 선다. 고개부터 숙이면서 천천히 팔을 늘어트려 바닥을 짚는다. 코로 숨을 깊게 들이마셨다 입으로 내뱉는다.
호흡을 3번 반복하고 천천히 엉덩이, 허리, 등, 고개 순으로 든다.

Point!

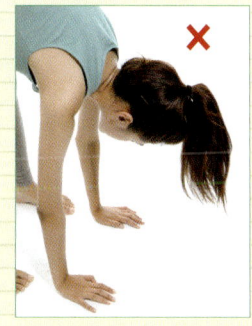

목과 등이 뻣뻣하고 허리 유연성이 부족한 사람은 상체를 숙일 때 뒷목을 세우게 된다. 뒷목을 숙이고 심호흡하면서 목에 긴장을 풀도록 한다.

상체 숙여 **뒷무릎** 늘이기

▶ 효과 부위: 허벅지 뒤쪽 · 엉덩이 · 종아리 · 뒷무릎

1 다리를 골반 너비로 벌리고 서서 왼쪽 발뒤꿈치를 계단에 걸친다.

2 엉덩이를 뒤로 빼며 상체를 숙이고 양손을 모아 무릎 위에 얹는다. 코로 숨을 들이마셨다 입으로 내쉬면서 무릎을 지그시 누른다. 뒷무릎에 자극이 충분히 느껴지면 호흡을 10회 반복한다.
반대편도 같은 방법으로 진행한다.

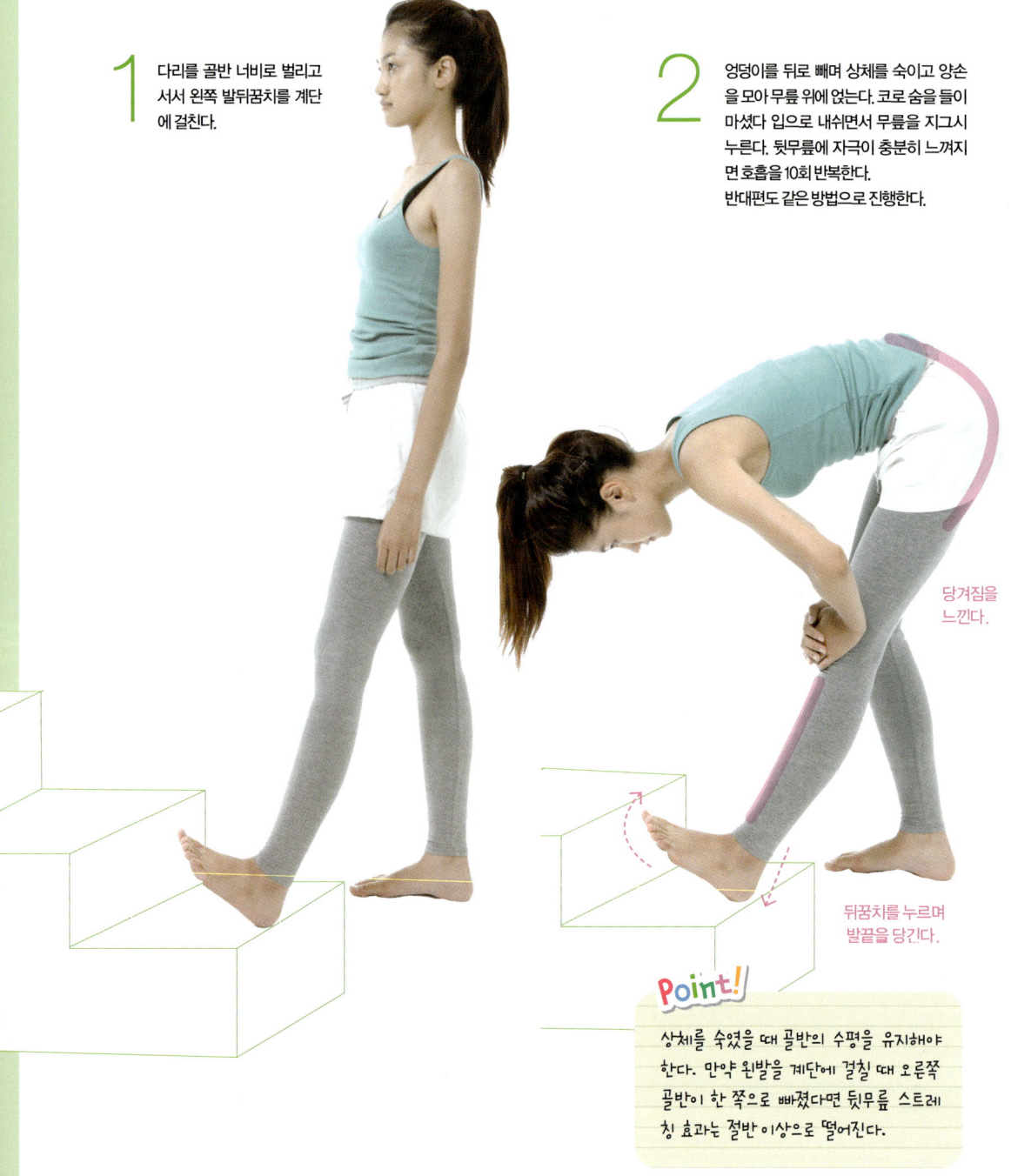

당겨짐을 느낀다.

뒤꿈치를 누르며 발끝을 당긴다.

Point!

상체를 숙였을 때 골반의 수평을 유지해야 한다. 만약 왼발을 계단에 걸칠 때 오른쪽 골반이 한 쪽으로 빠졌다면 뒷무릎 스트레칭 효과는 절반 이상으로 떨어진다.

뒷무릎 늘여서 발끝 잡기 1 ▶ 효과 부위: 엉덩이 · 허벅지 뒤쪽 · 종아리 · 뒷무릎 · 발목

1 다리를 골반 너비로 벌리고 서서 왼발을 앞으로 뻗어 계단에 걸친다. 골반의 수평을 유지하고 자세를 잡는다.

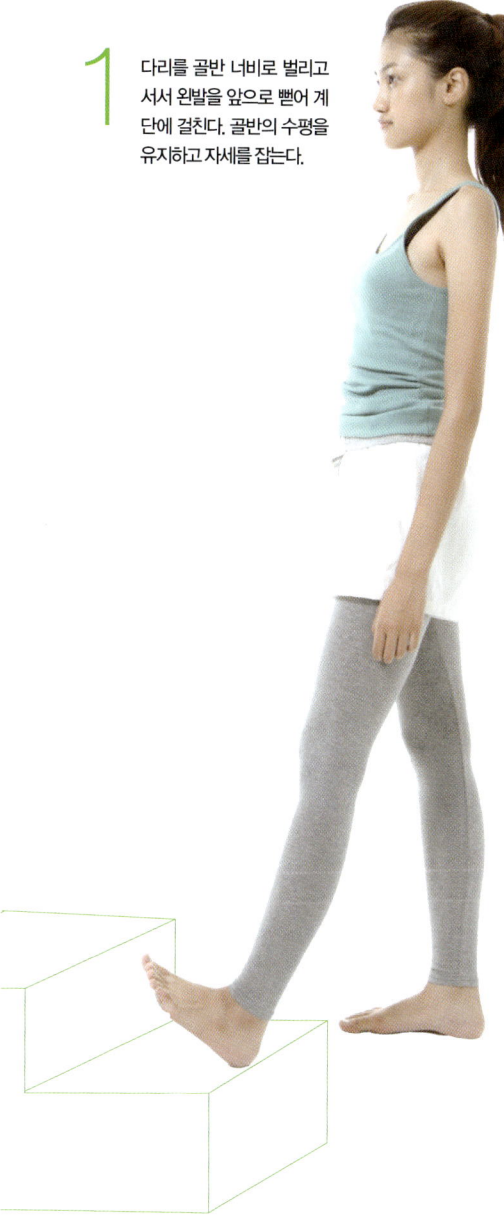

2 고개를 숙이면서 양손으로 왼발 엄지를 잡고 살짝 당기면서 상체를 숙인다. 코로 숨을 들이마셨다 입으로 내쉼을 10회 반복한다.

당겨짐을 느낀다.

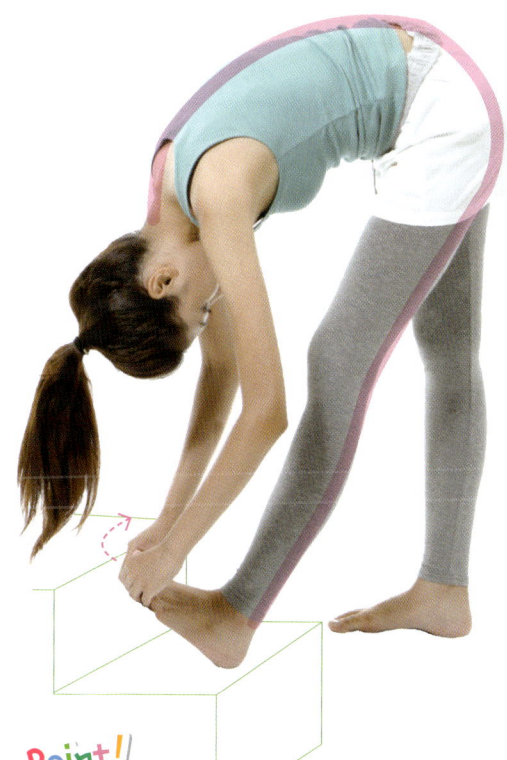

Point!
서서 하는 뒷무릎 스트레칭을 충분히 마스터하고 뒷무릎 늘여서 발끝 잡기를 하면 스트레칭 효과를 극대화할 수 있다.

뒷무릎 늘여서 발끝 잡기 2

▶ 효과 부위: 등·골반·엉덩이·허벅지·뒷무릎·종아리·발목

1 등받이가 있는 의자나 벤치를 벽 앞에 둔다. 다리를 골반 너비로 벌리고 서서 왼쪽 다리를 의자 위에 올리고 발뒤꿈치를 붙인다.

Point!
다리를 무릎 높이에 올리고 스트레칭하는 게 수월하다면 골반, 배꼽, 명치, 어깨, 눈, 머리 높이 순서로 단계를 올린다. 10주간 매일 꾸준히 하면 체형도 바르게 변하고 유연하고 날씬한 몸매를 만들 수 있다.

2 고개를 숙이면서 양손으로 왼발 엄지를 잡고 살짝 당기면서 상체를 숙인다. 코로 숨을 들이마셨다 입으로 내쉬는 것을 20회 반복한다. 뒷목에 힘을 빼고, 골반이 한쪽으로 빠지지 않게 한다. 반대편도 같은 방법으로 진행한다.

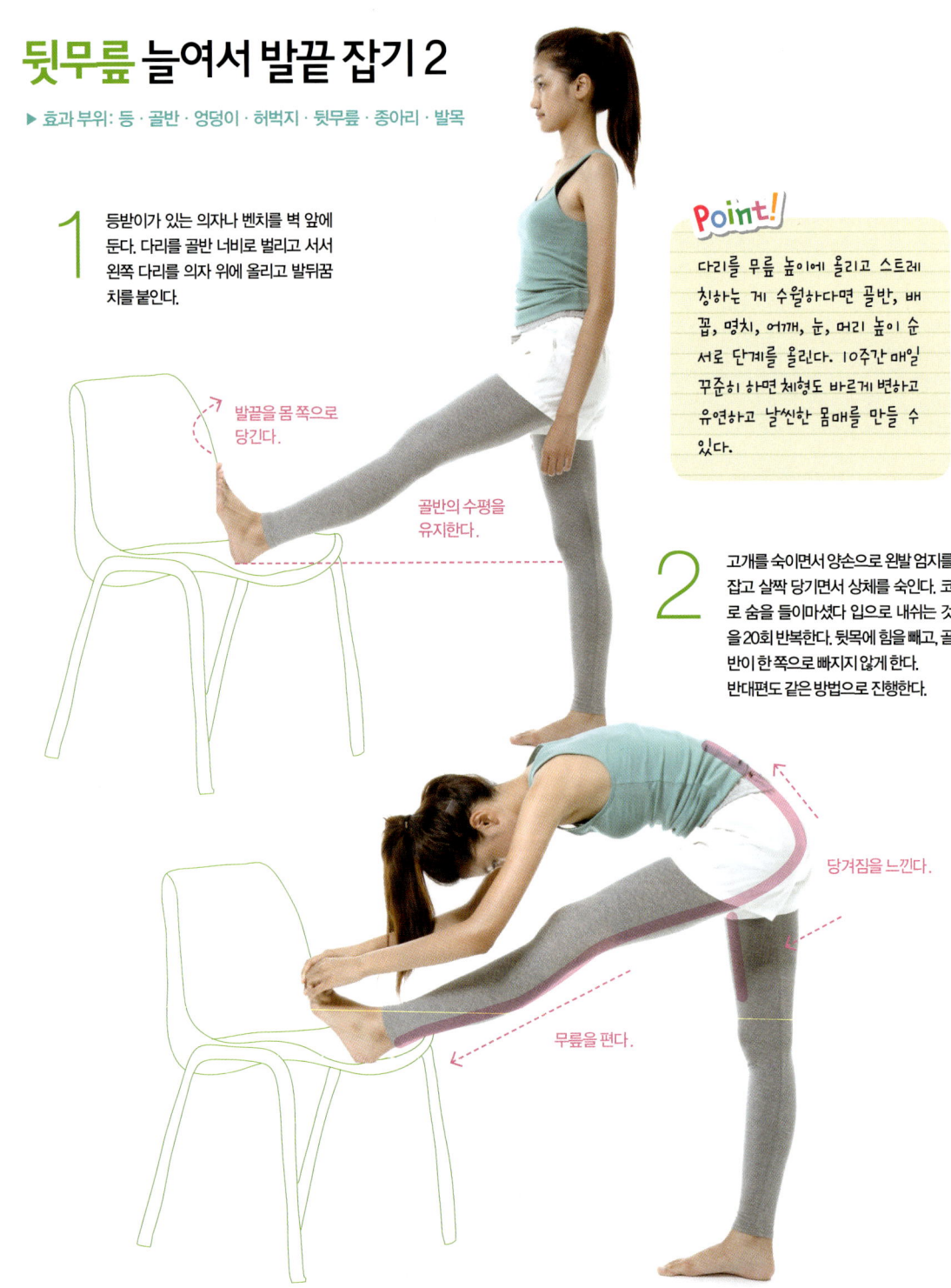

발끝을 몸 쪽으로 당긴다.
골반의 수평을 유지한다.
당겨짐을 느낀다.
무릎을 편다.

수건 당겨 뒷무릎 늘이기

▶ 효과 부위: 엉덩이·다리

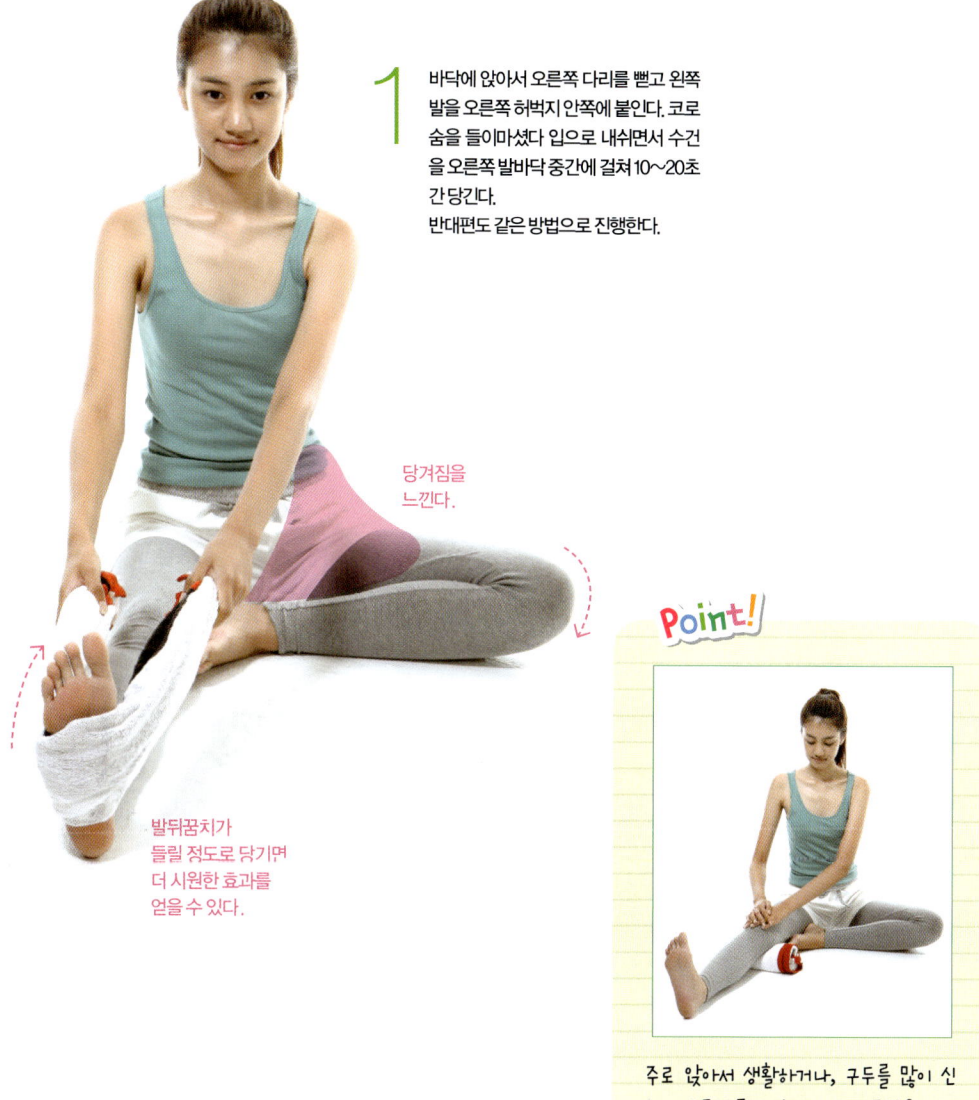

1 바닥에 앉아서 오른쪽 다리를 뻗고 왼쪽 발을 오른쪽 허벅지 안쪽에 붙인다. 코로 숨을 들이마셨다 입으로 내쉬면서 수건을 오른쪽 발바닥 중간에 걸쳐 10~20초간 당긴다.
반대편도 같은 방법으로 진행한다.

당겨짐을 느낀다.

발뒤꿈치가 들릴 정도로 당기면 더 시원한 효과를 얻을 수 있다.

Point!

주로 앉아서 생활하거나, 구두를 많이 신는다면 뒷무릎이 약해져서 이 동작을 하기 힘들 것이다. 이럴 때는 수건을 말아 무릎 뒤쪽에 놓고 무릎을 누른다.

Warming-Up Stretching
손목 스트레칭

손목은 무릎, 어깨와 달리 통증에 민감하지 않아서 손목터널증후근처럼 오랜 시간 손상을 조금씩 받다가 한 번에 크게 손상이 온다. 손가락을 자주 쓰는 직업에 종사한다면 매일 오후에 짬을 내서 손가락 통증을 풀어 준다.

손등 누르기 ▶ 효과 부위: 손목·손등

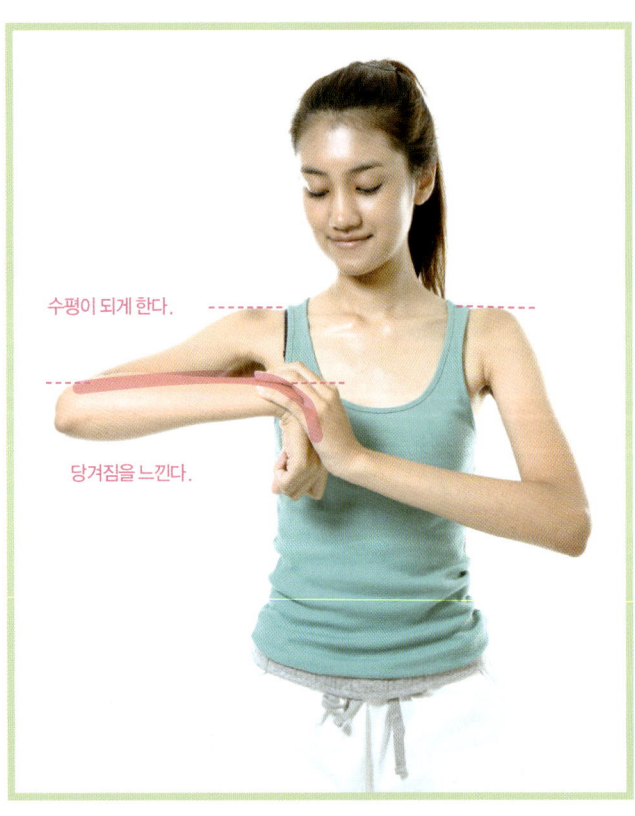

수평이 되게 한다.

당겨짐을 느낀다.

1 오른손을 살짝 주먹 쥔다. 오른쪽 손목을 아래로 꺾어 팔꿈치와 손목이 수평이 되게 한다. 코로 숨을 들이마셨다 입으로 내뱉으면서 왼 손바닥으로 오른 손등을 지그시 누른다. 다시 호흡하면서 힘을 빼고 긴장감을 푼다. 반대편도 같은 방법으로 진행한다.

Point!
주먹을 쥐면 손가락을 편 채 손목 스트레칭하는 것보다 손목이 안정되어 스트레칭 효과가 높다.
컴퓨터 자판을 많이 사용하여 손가락과 손목이 시린 사람들에게 추천한다.

손등으로 벽 밀기
▶ 효과 부위: 어깨 · 아래팔 · 팔꿈치 · 손목

워밍업 스트레칭 8

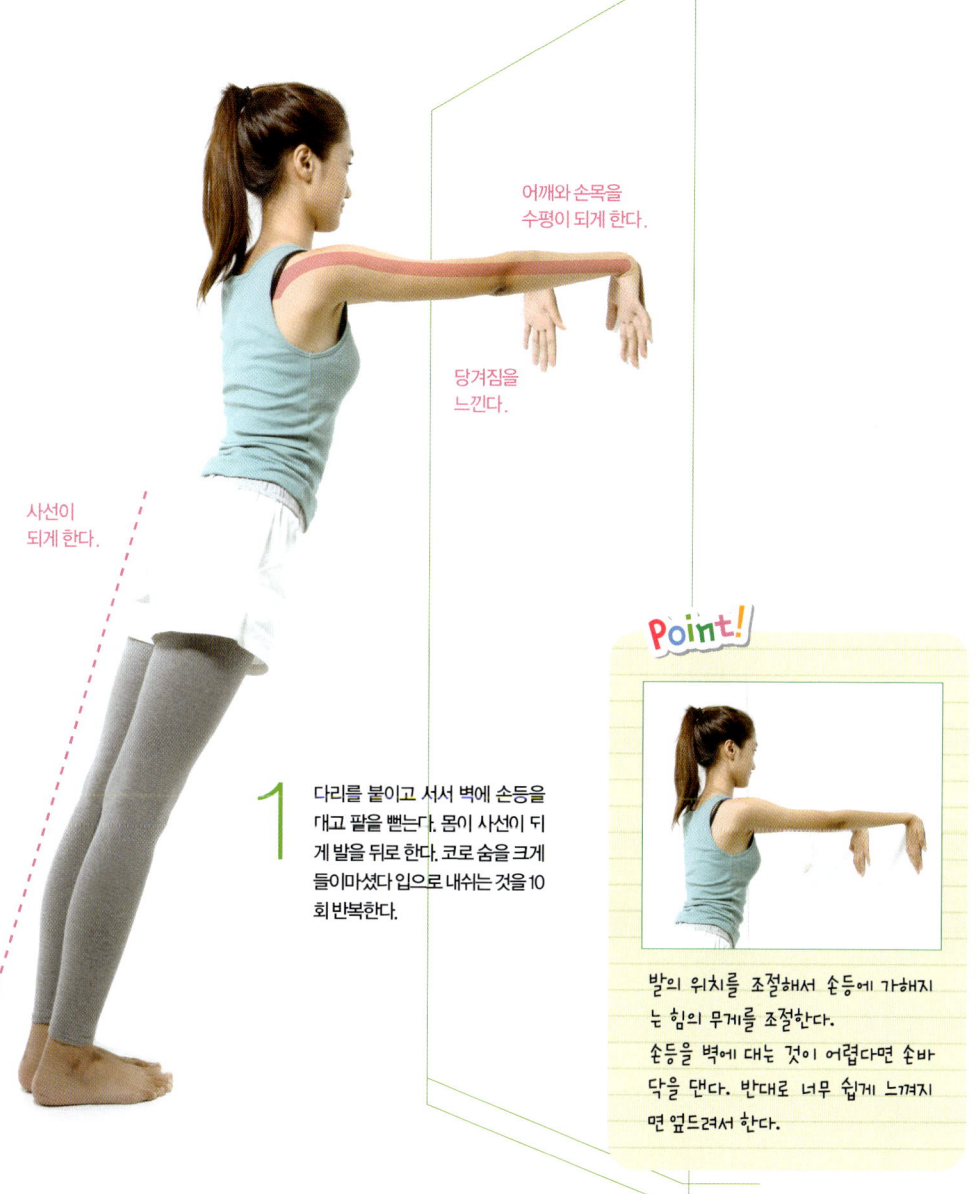

어깨와 손목을 수평이 되게 한다.

당겨짐을 느낀다.

사선이 되게 한다.

1 다리를 붙이고 서서 벽에 손등을 대고 팔을 뻗는다. 몸이 사선이 되게 발을 뒤로 한다. 코로 숨을 크게 들이마셨다 입으로 내쉬는 것을 10회 반복한다.

Point!

발의 위치를 조절해서 손등에 가해지는 힘의 무게를 조절한다.
손등을 벽에 대는 것이 어렵다면 손바닥을 댄다. 반대로 너무 쉽게 느껴지면 엎드려서 한다.

Warming-Up Stretching
발목 스트레칭

발목은 근육보다 인대가 더 중요한 역할을 한다.
그래서 발목을 직접적으로 늘이는 게 아니라 그 주변 근육인 종아리, 정강이, 아킬레스건 순으로 진행한다.
평소 스트레칭을 꾸준히 하면 다른 부위까지 유연성을 높일 수 있다.

무릎 들어 올리기   ▶ 효과 부위: 허벅지 앞쪽 · 무릎 · 정강이 · 발목

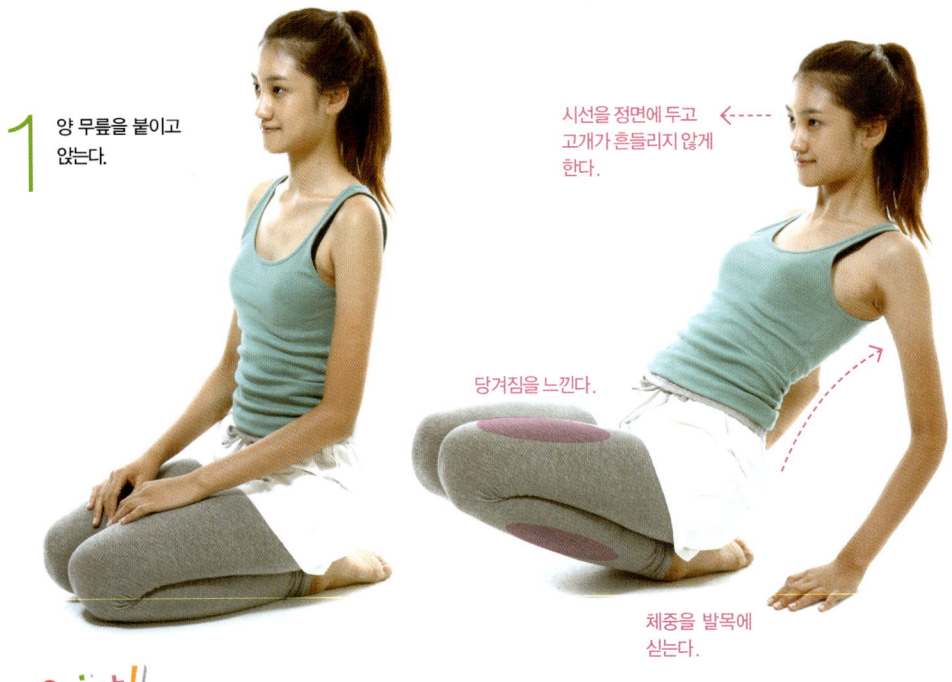

1 양 무릎을 붙이고 앉는다.

시선을 정면에 두고 고개가 흔들리지 않게 한다.

당겨짐을 느낀다.

체중을 발목에 싣는다.

Point!
발등이 아프다면 매트나 수건을 깐다. 반대로 동작이 너무 쉽다면 손을 바닥에서 떼고 한다. 손을 떼고 하면 복부 운동 효과도 얻을 수 있다.

2 양손을 뒤로 해서 바닥을 짚는다. 무릎을 붙인 채 코로 숨을 들이마셨다 내쉬면서 팔을 구부려 무릎을 들어 올린다. 호흡을 10회 반복한다.

> 워밍업 스트레칭 **9**

정강이 늘이기 ▶ 효과 부위: 엉덩이 · 허벅지 뒤쪽 · 정강이 · 발목 바깥쪽

Point!
발목은 스트레칭 부위가 얇아서 근육을 늘일 때 바늘로 톡톡 치는 듯 따끔한 통증이 올 것이다. 시간이 지나면 혈액 순환이 원활해져서 그 느낌은 사라진다.

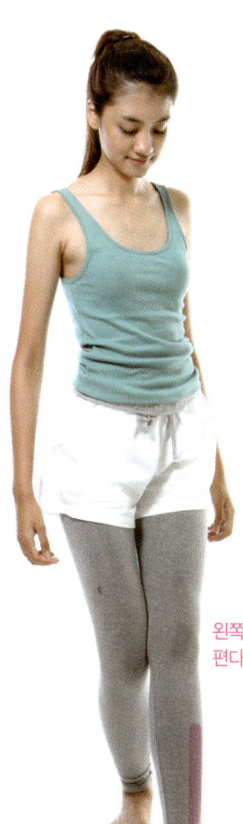

왼쪽 무릎을 편다.

1 다리를 붙이고 서서 왼쪽 다리를 한 걸음 앞으로 뻗는다. 무릎을 붙인 채 왼쪽 발목을 꺾는다.

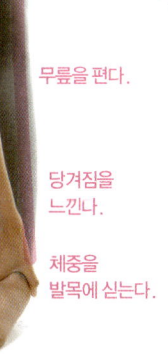

무릎을 편다.

당겨짐을 느낀다.

체중을 발목에 싣는다.

2 상체를 숙이면서 오른손으로 왼 발목을 잡고 왼팔을 뒤로 뻗는다.

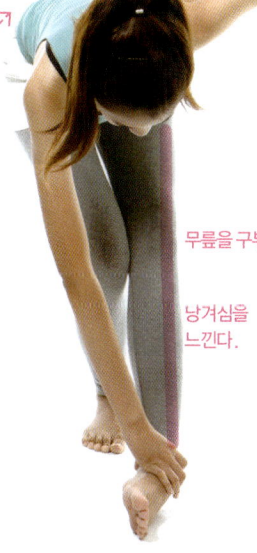

무릎을 구부린다.

낭겨심을 느낀다.

3 엉덩이를 틀면서 왼팔을 옆으로 뻗고 오른 무릎을 구부린다. 코로 숨을 들이마셨다 입으로 내쉬는 것을 10회 반복한다. 반대편도 같은 방법으로 진행한다.

043

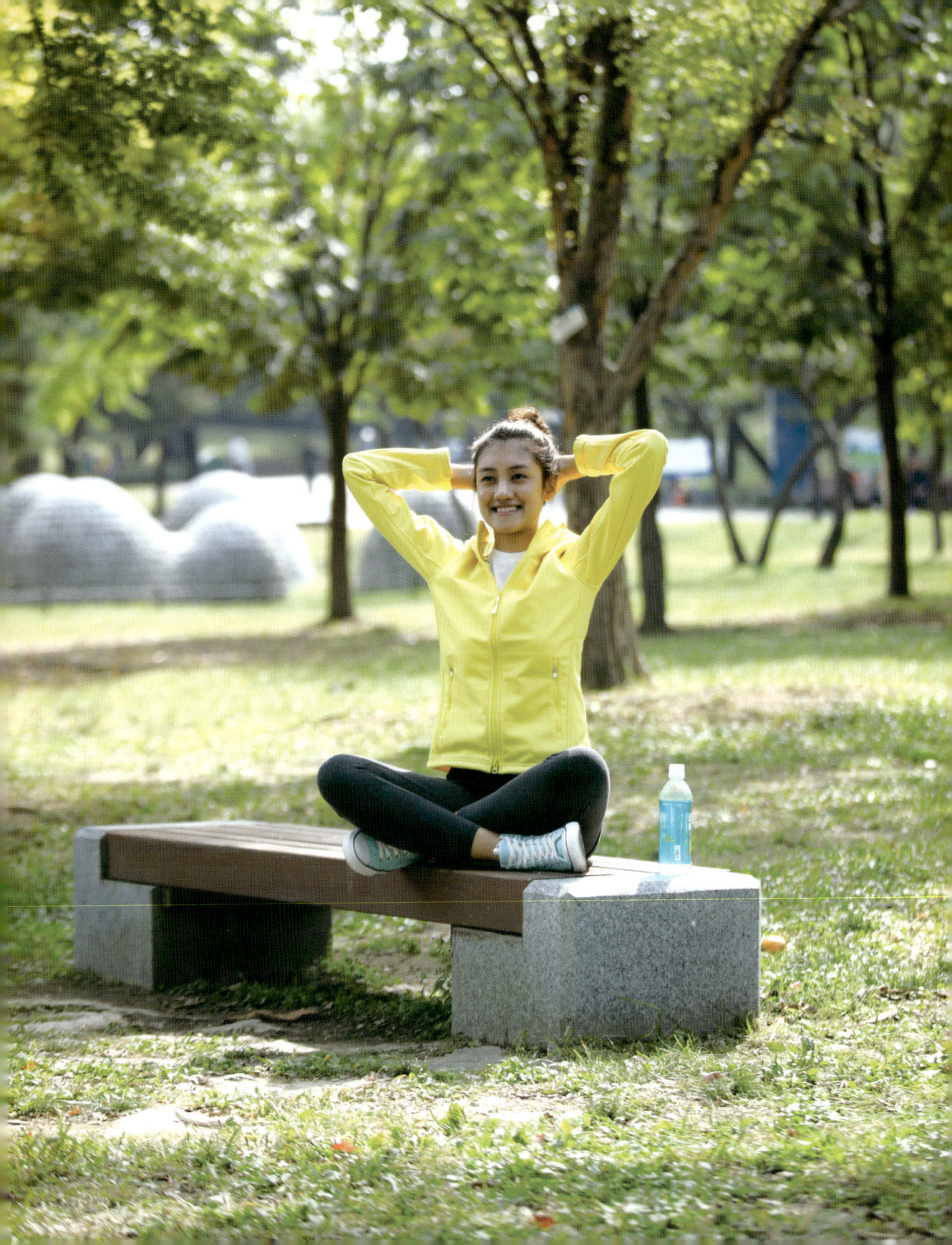

02 PART
Daily Stretching

데일리
스트레칭

데일리 스트레칭은 아침에 일어나서 잠들 때까지 생활 속에서 짬짬이 할 수 있는 스트레칭이다. 상쾌한 아침을 위한 굿모닝 스트레칭부터 편안한 마무리를 위한 굿이브닝 스트레칭까지 간단한 동작으로 일상의 작은 스트레스까지 해소할 수 있다.

Daily Stretching
굿모닝 스트레칭

아침에 일어났을 때 가장 먼저 풀어 줘야 할 부분이 코어(Core)의 안정성과 움직임을 담당하는 근육이다.
코어는 우리 몸의 중심이고 코어의 중심은 바로 골반이다.
이른 아침에 풀어 주면 상쾌한 하루를 보낼 수 있다.

누워서 무릎 올렸다 내리기

▶ 효과 부위: 허리 · 골반 · 엉덩이 · 허벅지 안쪽

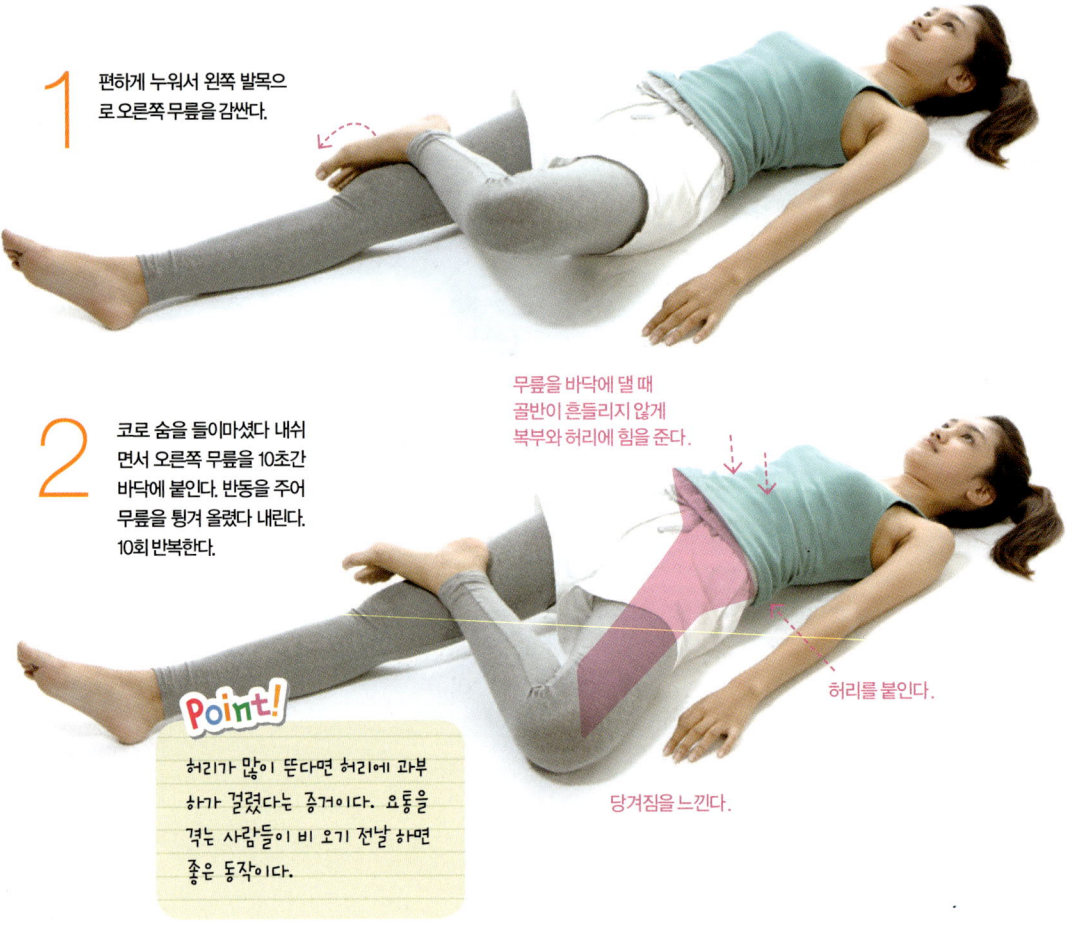

1 편하게 누워서 왼쪽 발목으로 오른쪽 무릎을 감싼다.

2 코로 숨을 들이마셨다 내쉬면서 오른쪽 무릎을 10초간 바닥에 붙인다. 반동을 주어 무릎을 튕겨 올렸다 내린다. 10회 반복한다.

무릎을 바닥에 댈 때 골반이 흔들리지 않게 복부와 허리에 힘을 준다.

허리를 붙인다.

당겨짐을 느낀다.

Point!
허리가 많이 뜬다면 허리에 과부하가 걸렸다는 증거이다. 요통을 겪는 사람들이 비 오기 전날 하면 좋은 동작이다.

누워서 **골반** 좌우로 당기기 ▶ 효과 부위: 전신

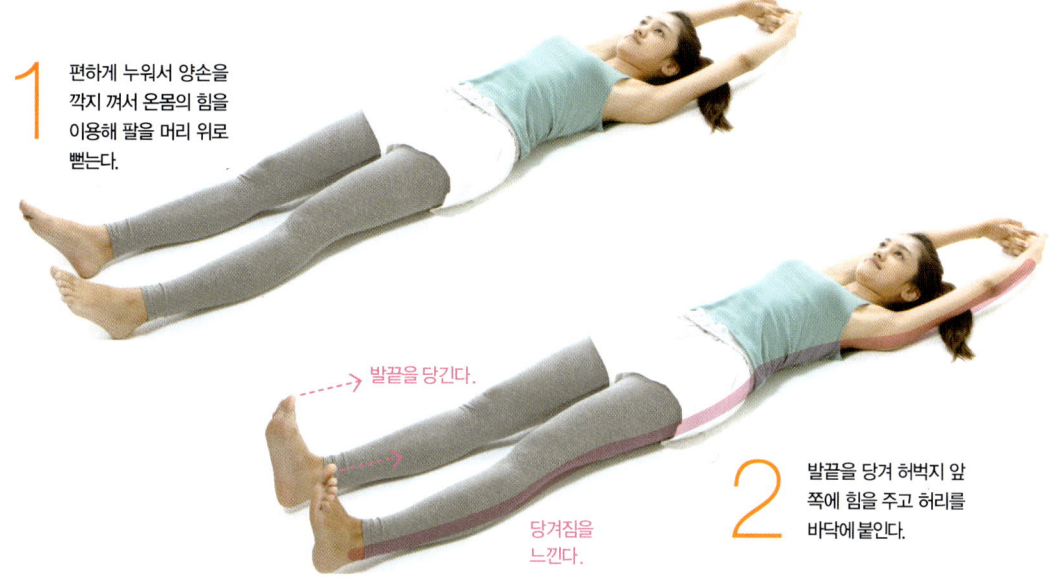

1. 편하게 누워서 양손을 깍지 껴서 온몸의 힘을 이용해 팔을 머리 위로 뻗는다.

2. 발끝을 당겨 허벅지 앞쪽에 힘을 주고 허리를 바닥에 붙인다.

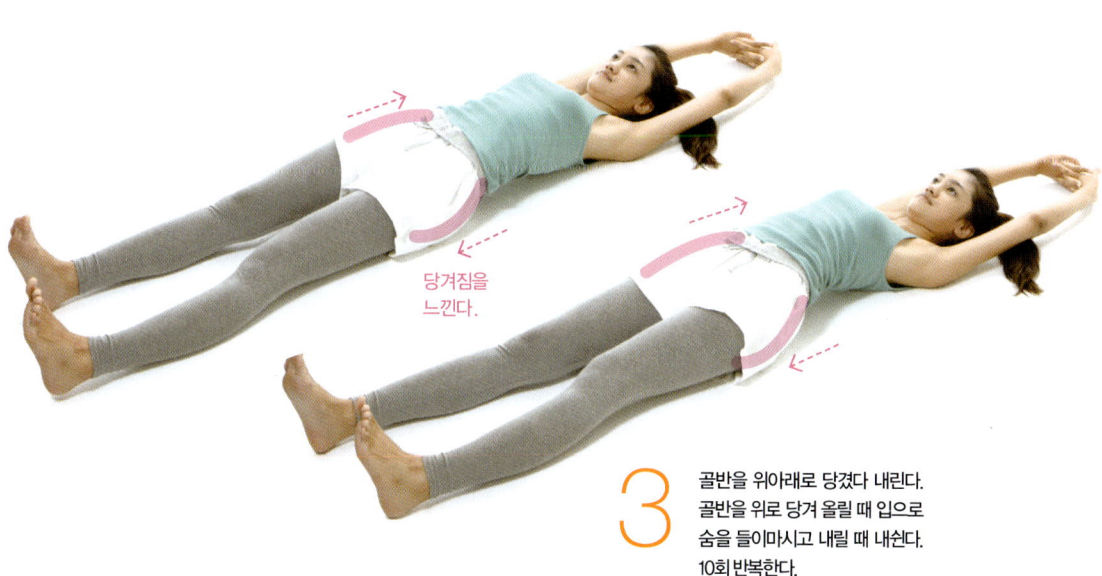

3. 골반을 위아래로 당겼다 내린다. 골반을 위로 당겨 올릴 때 입으로 숨을 들이마시고 내릴 때 내쉰다. 10회 반복한다.

누워서 한 쪽 다리 당기기

▶ 효과 부위: 등허리 · 엉덩이 · 허벅지 앞쪽

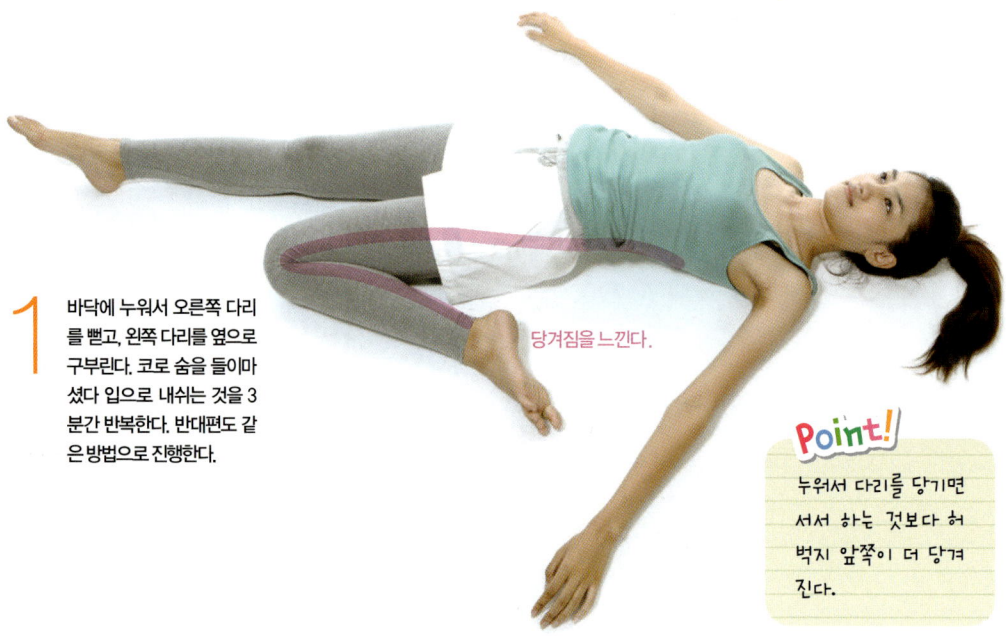

1 바닥에 누워서 오른쪽 다리를 뻗고, 왼쪽 다리를 옆으로 구부린다. 코로 숨을 들이마셨다 입으로 내쉬는 것을 3분간 반복한다. 반대편도 같은 방법으로 진행한다.

당겨짐을 느낀다.

Point!
누워서 다리를 당기면 서서 하는 것보다 허벅지 앞쪽이 더 당겨진다.

상체 숙여 팅기기

▶ 효과 부위: 엉덩이 · 허벅지 뒤쪽 · 종아리

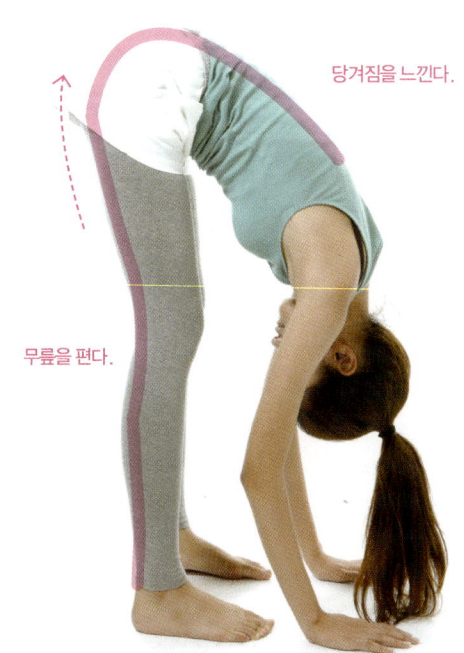

1 다리를 골반 너비로 벌리고 선다. 상체를 숙여 손바닥을 바닥에 대고 10초간 코로 숨을 들이마셨다 입으로 내쉰다. 반동을 주어 상체를 30회 팅긴다.

당겨짐을 느낀다.

무릎을 편다.

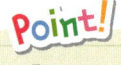

Point!
무릎이 곧게 펴지지 않는다면 살짝 구부려서 진행한다.

기지개 펴고 **몸통** 좌우로 늘이기 ▶ 효과 부위: 몸통·옆구리

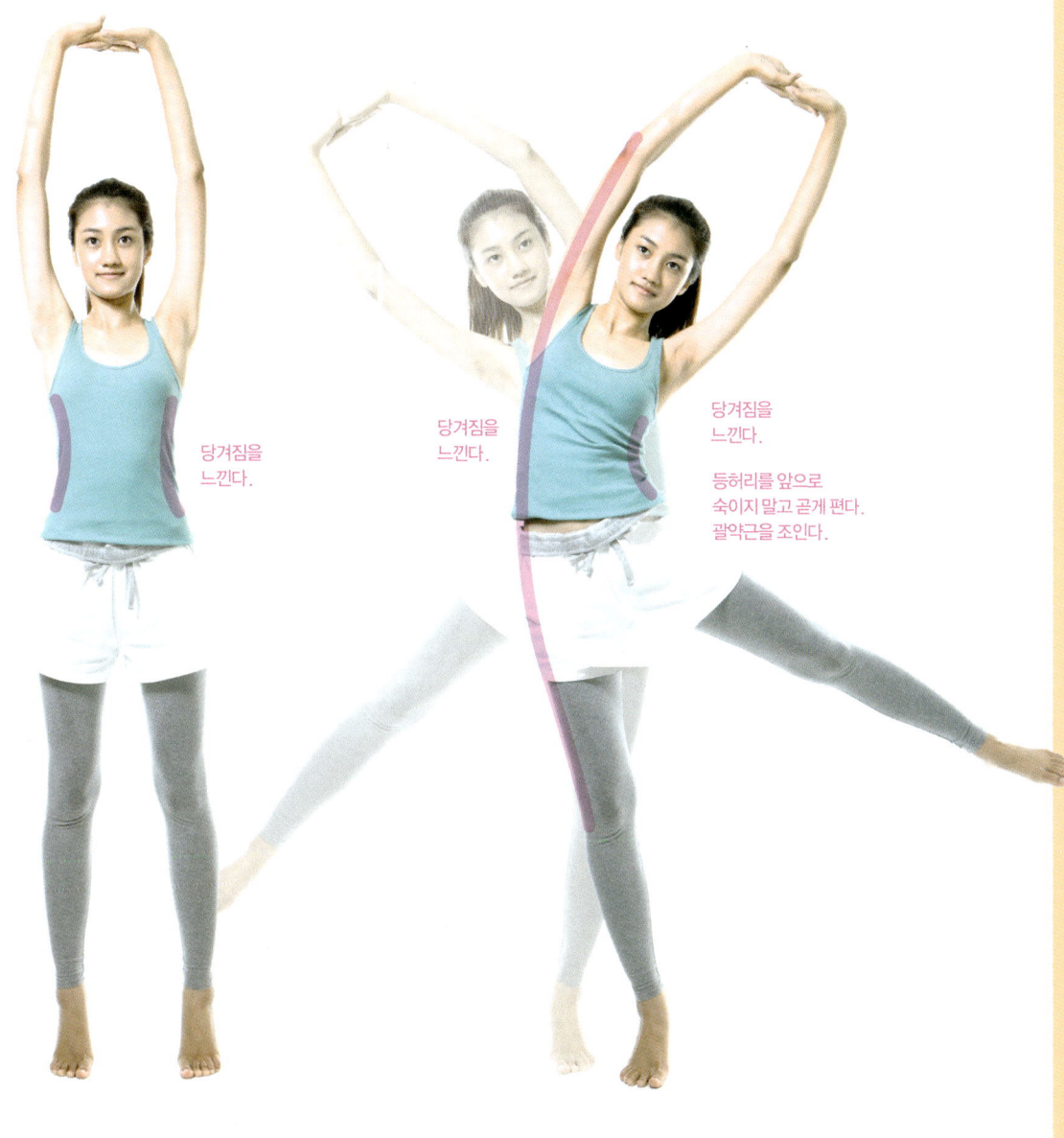

당겨짐을 느낀다.

당겨짐을 느낀다.

당겨짐을 느낀다.

등허리를 앞으로 숙이지 말고 곧게 편다. 괄약근을 조인다.

1 다리를 어깨 너비로 벌리고 서서 발끝을 들고 양손을 깍지 껴서 손바닥이 천장을 향하게 팔을 뻗는다.

2 코로 숨을 들이마시면서 왼발을 들어 올리고, 다시 내쉬면서 발을 바꿔 오른발을 들어올린다. 리듬감 있게 연속으로 3회 한다.

Daily Stretching
렛츠 고 스트레칭

집을 나서는 순간부터 긴장감의 연속이다.
운전을 하거나 지하철을 탈 때는 엉덩이 관절과 어깨를 특히 더 많이 사용하게 되므로 이 부분을 집중적으로 풀어 주고 이완성 긴장감을 주면 기분 좋은 하루를 보낼 수 있다.

벽 잡고 상체 밀기
▶ 효과 부위 : 어깨 · 가슴 · 등 · 종아리

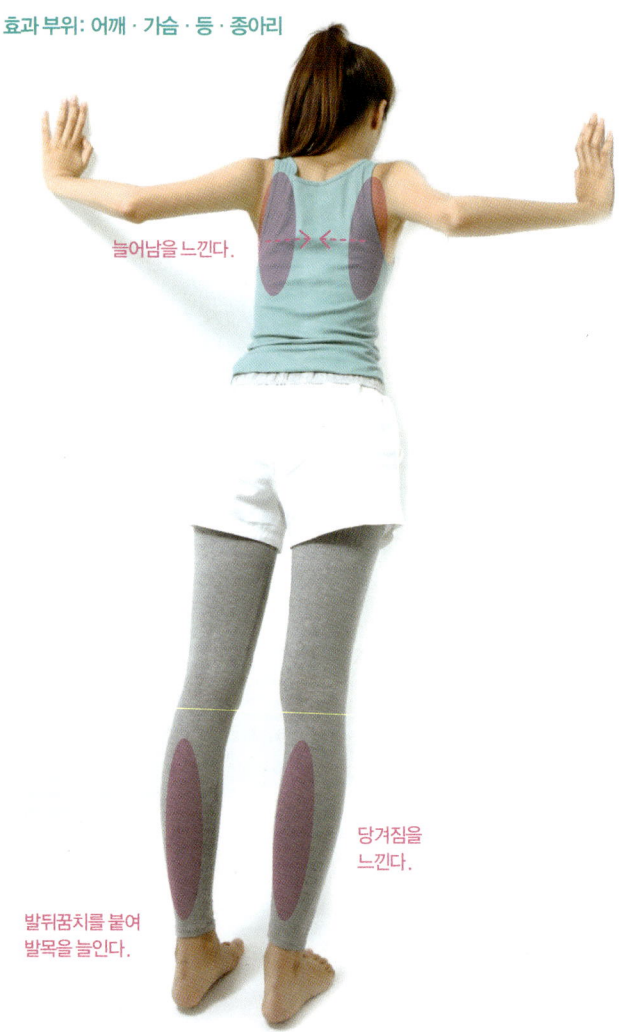

늘어남을 느낀다.

당겨짐을 느낀다.

발뒤꿈치를 붙여 발목을 늘인다.

1. 벽 코너에 다리를 어깨 너비로 벌리고 서서 손바닥을 바닥에 붙인다. 코로 숨을 들이마셨다 입으로 강하게 내쉬면서 힘을 주어 벽을 누른다. 10회 반복한다.

Point!
코너를 활용한 가슴 스트레칭은 상체는 물론 종아리 근육까지 풀 수 있는 전천후 스트레칭이다.

한 쪽 다리 뻗어 몸통 늘이기

▶ 효과 부위: 등·옆구리·엉덩이·허벅지·종아리·정강이·발목

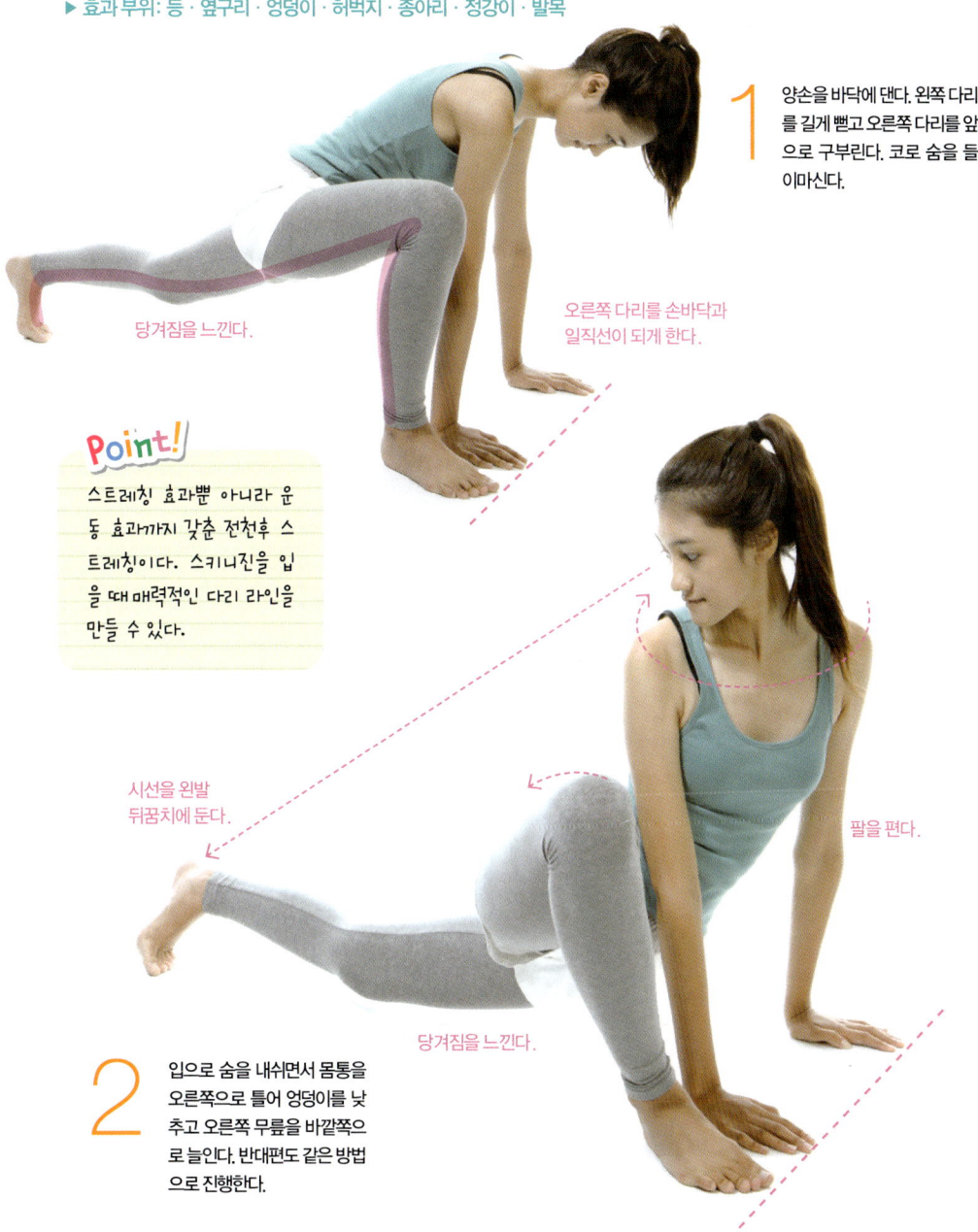

1 양손을 바닥에 댄다. 왼쪽 다리를 길게 뻗고 오른쪽 다리를 앞으로 구부린다. 코로 숨을 들이마신다.

당겨짐을 느낀다.

오른쪽 다리를 손바닥과 일직선이 되게 한다.

Point!
스트레칭 효과뿐 아니라 운동 효과까지 갖춘 전천후 스트레칭이다. 스키니진을 입을 때 매력적인 다리 라인을 만들 수 있다.

시선을 왼발 뒤꿈치에 둔다.

팔을 편다.

당겨짐을 느낀다.

2 입으로 숨을 내쉬면서 몸통을 오른쪽으로 틀어 엉덩이를 낮추고 오른쪽 무릎을 바깥쪽으로 늘인다. 반대편도 같은 방법으로 진행한다.

Daily Stretching
지하철 & 버스 스트레칭

막연히 서서 버스나 지하철을 기다린다는 것은 지루하고 불필요한 에너지 소비일 뿐이다. 짧은 시간이지만 에너지를 다시 채워 넣을 수 있는 가벼운 스트레칭으로 몸을 풀어 보자.

골반 돌리기

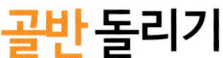
▶ 효과 부위: 골반 · 엉덩이 · 다리

수평을 유지한다.

당겨짐을 느낀다.

1 안짱다리를 하고 서서 양 손끝으로 골반을 살짝 잡는다. 코로 숨을 들이마셨다 입으로 내쉬면서 타원형을 그리듯이 오른쪽으로 골반을 서서히 돌린다.
이때 상체를 너무 크게 흔들지 않는다. 왼쪽도 같은 방법으로 진행한다.

Point!
허벅지 앞쪽과 엉덩이에 힘을 주어 근육의 움직임을 더디게 하면 다리와 허리의 피로를 풀 수 있다.

등 뒤로 깍지 끼고 가슴 펴기

▶ 효과 부위: 어깨·가슴·등·팔

데일리 스트레칭 3

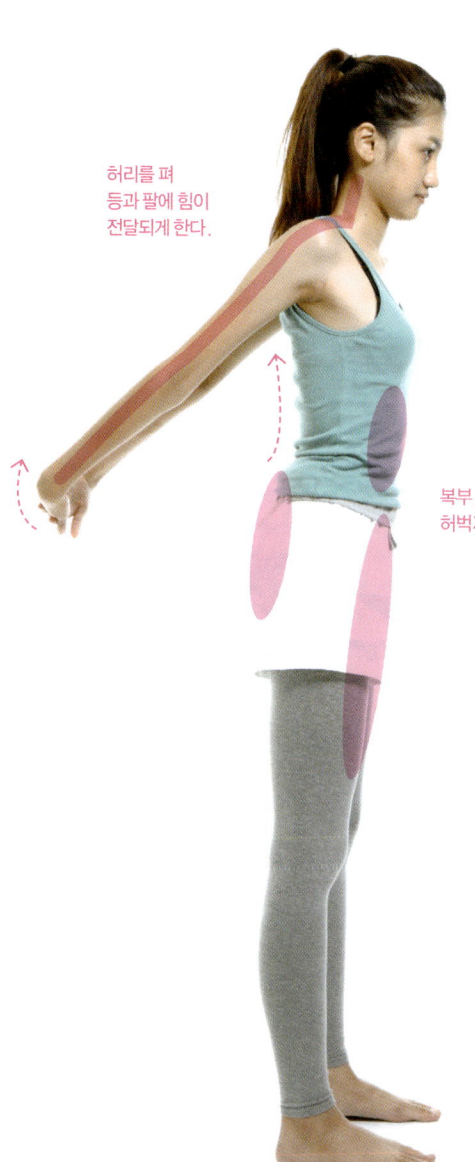

허리를 펴 등과 팔에 힘이 전달되게 한다.

복부, 엉덩이, 허벅지에 힘을 준다.

1 허리 뒤로 양손을 깍지 끼고 가슴과 팔을 편다. 턱을 당기고 시선을 정면에 둔다. 펌프질하듯이 팔을 위아래로 올렸다 내리는 것을 반복하면서, 올리는 타이밍에 코로 숨을 들이마시고 내리는 타이밍에 입으로 숨을 내쉰다. 10회 반복한다.

Point!

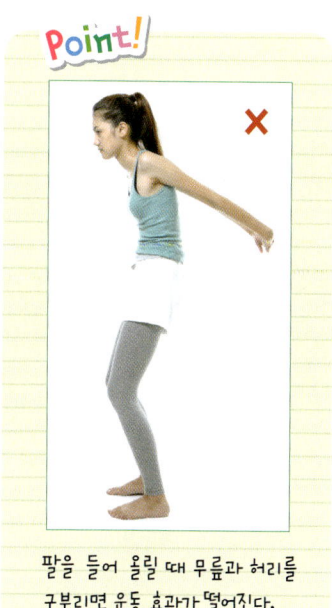

팔을 들어 올릴 때 무릎과 허리를 구부리면 운동 효과가 떨어진다.

한 쪽 팔로 벽 밀기 ▶ 효과 부위: 어깨·등·팔

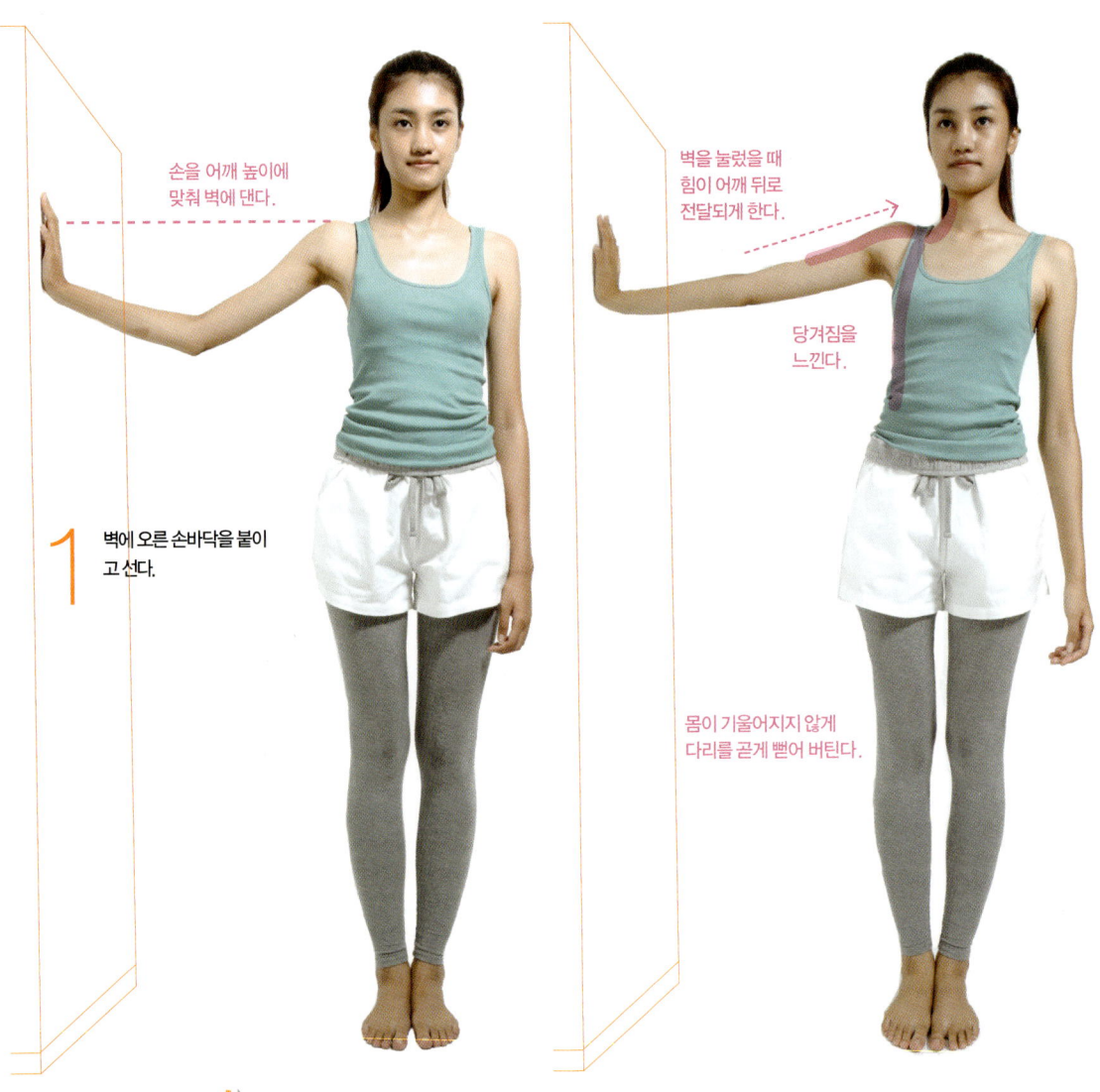

손을 어깨 높이에 맞춰 벽에 댄다.

1 벽에 오른 손바닥을 붙이고 선다.

벽을 눌렀을 때 힘이 어깨 뒤로 전달되게 한다.

당겨짐을 느낀다.

몸이 기울어지지 않게 다리를 곧게 뻗어 버틴다.

Point!
자세를 잡을 때 다리와 팔의 간격을 조절함으로써 팔을 폈을 때 어깨와 등이 구부러지지 않고 일직선이 되게 한다.

2 코로 숨을 들이마셨다 입으로 내뱉으며 팔을 쭉 편다.

고개 당겨 내리기 ▶ 효과 부위: 뒷목 · 등

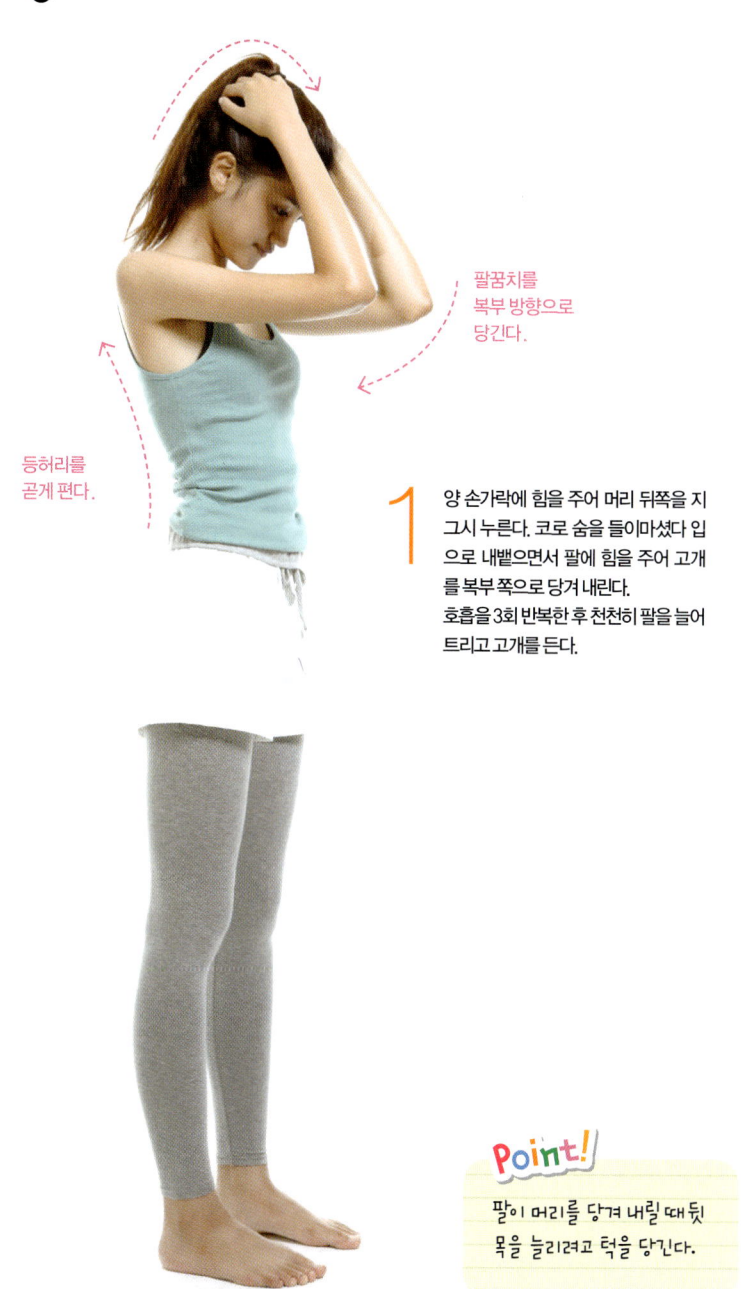

팔꿈치를 복부 방향으로 당긴다.

등허리를 곧게 편다.

1 양 손가락에 힘을 주어 머리 뒤쪽을 지그시 누른다. 코로 숨을 들이마셨다 입으로 내뱉으면서 팔에 힘을 주어 고개를 복부 쪽으로 당겨 내린다.
호흡을 3회 반복한 후 천천히 팔을 늘어트리고 고개를 든다.

Point!
팔이 머리를 당겨 내릴 때 뒷목을 늘리려고 턱을 당긴다.

벽 짚고 **옆구리** 늘이기 ▶ 효과 부위: 옆구리·등·골반

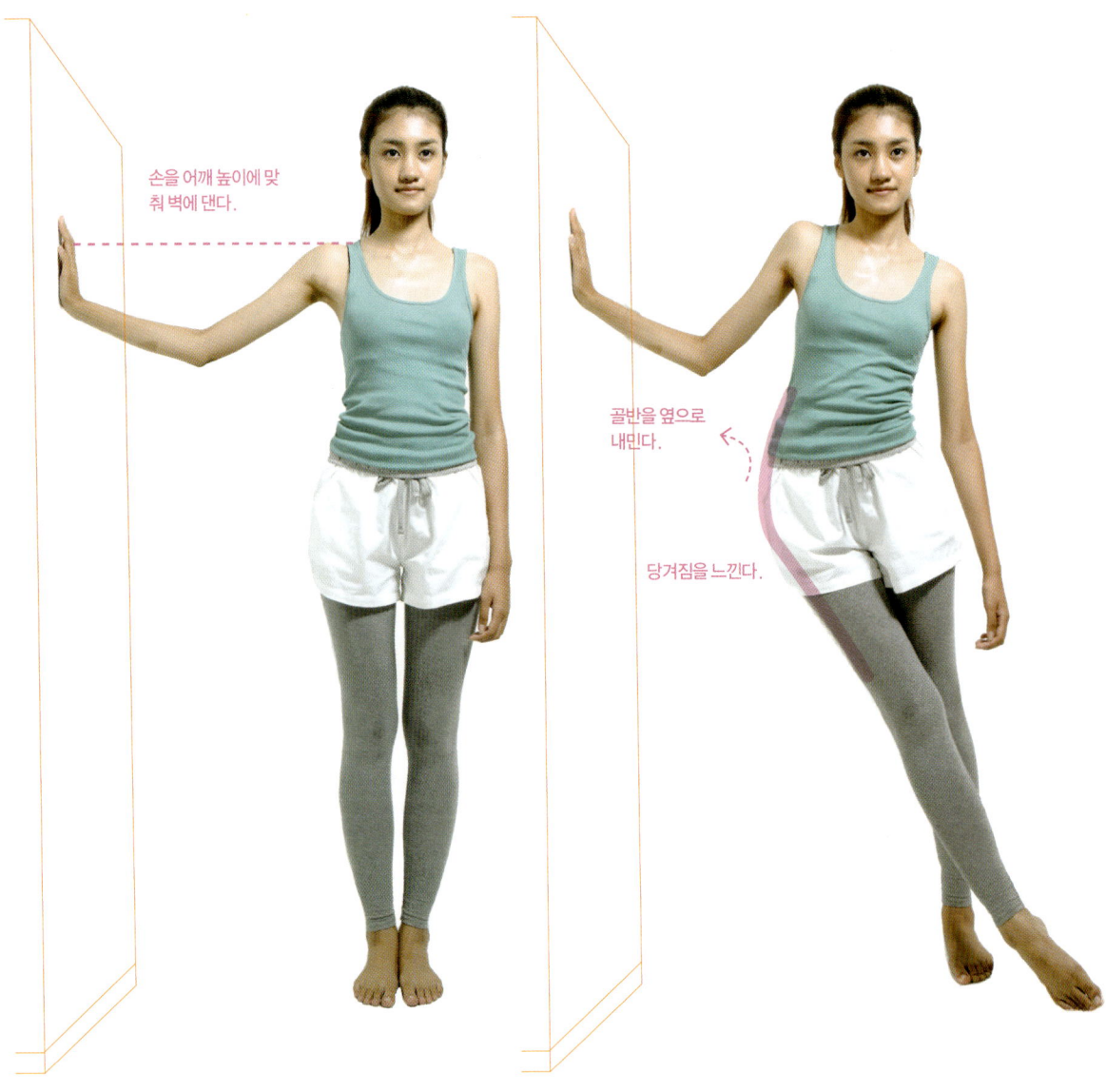

손을 어깨 높이에 맞춰 벽에 댄다.

골반을 옆으로 내민다.

당겨짐을 느낀다.

1 벽에 오른손 바닥을 붙이고 선다.

2 골반을 옆으로 내밀며 오른발을 앞으로 빼고 오른팔을 구부리며 코로 숨을 들이마셨다 입으로 내쉬며 옆구리를 늘인다. 10회 반복한다.

벤치 잡고 목 늘이기 ▶ 효과 부위: 목

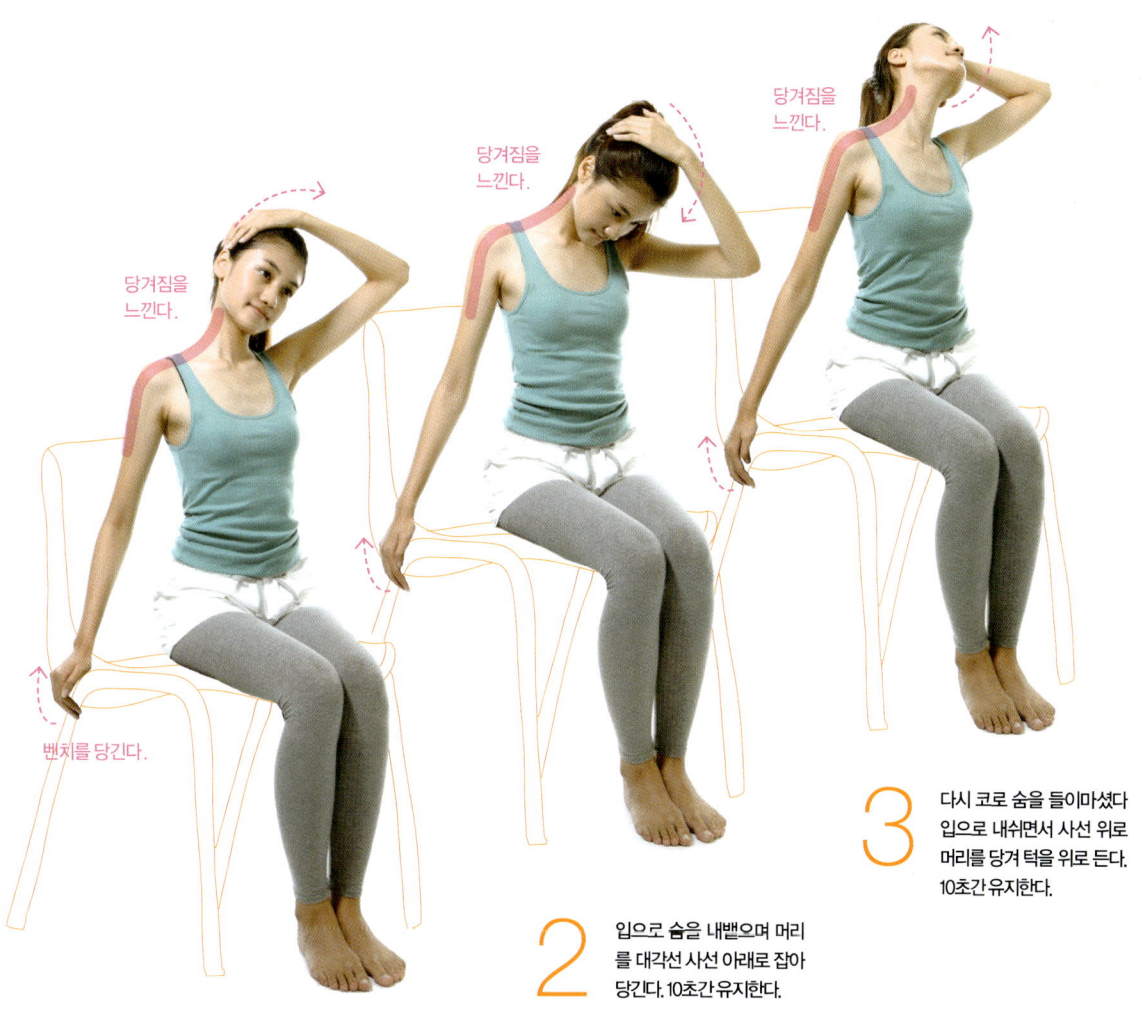

당겨짐을 느낀다.

벤치를 당긴다.

1 의자에 다리를 붙이고 앉아서 오른손으로 의자 끝을 잡는다. 코로 숨을 들이마시면서 왼손으로 머리를 감싸 턱을 위로 당긴다.

2 입으로 숨을 내뱉으며 머리를 대각선 사선 아래로 잡아 당긴다. 10초간 유지한다.

3 다시 코로 숨을 들이마셨다 입으로 내쉬면서 사선 위로 머리를 당겨 턱을 위로 든다. 10초간 유지한다.

Daily Stretching
드라이빙 스트레칭

장거리 운전을 하면 목과 어깨가 뻣뻣해진다.
오랜 시간 도로가 정체되어 도로 위에서 꼼짝도 못할 때, 휴게실에 잠시 들러서 휴식을 취할 때 스트레칭으로 긴장을 풀어 주자. 각 동작을 하는 데 걸리는 시간은 30초 이내이다.

팔 위쪽 늘이기 ▶ 효과 부위: 어깨 뒤쪽 · 팔 뒤쪽

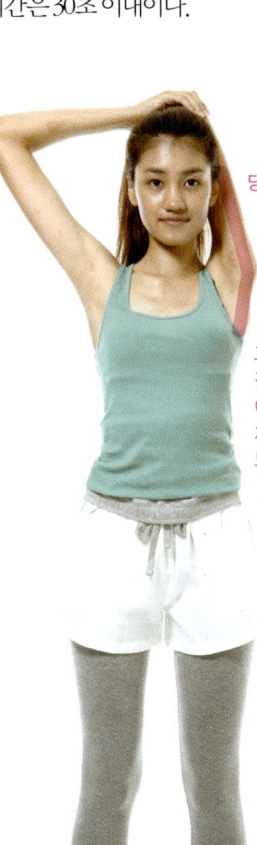

당겨짐을 느낀다.

1. 다리를 어깨 너비로 벌리고 서서 왼팔을 머리 뒤로 꺾는다. 코로 숨을 깊게 들이마셨다 입으로 내뱉으면서 오른손으로 왼 팔꿈치를 잡아 오른쪽으로 당긴다.

고개를 숙이지 말고 정면을 보고 해야 어깨와 견갑골 라인까지 스트레칭 효과를 느낄 수 있다.

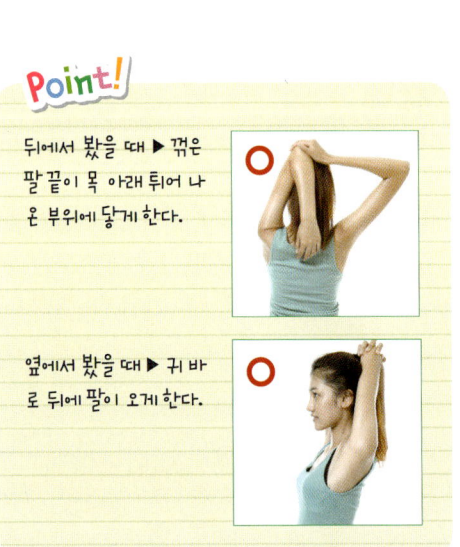

Point!

뒤에서 봤을 때 ▶ 꺾은 팔 끝이 목 아래 튀어 나온 부위에 닿게 한다.

옆에서 봤을 때 ▶ 귀 바로 뒤에 팔이 오게 한다.

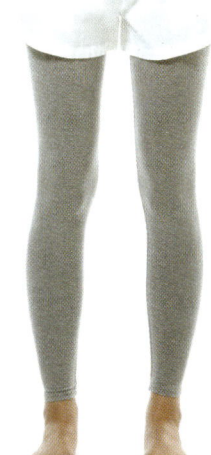

목 옆으로 늘이기

▶ 효과 부위: 목 · 어깨

데일리 스트레칭 4

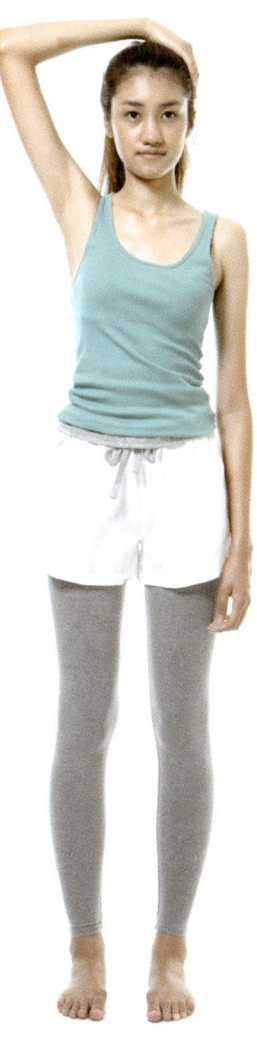

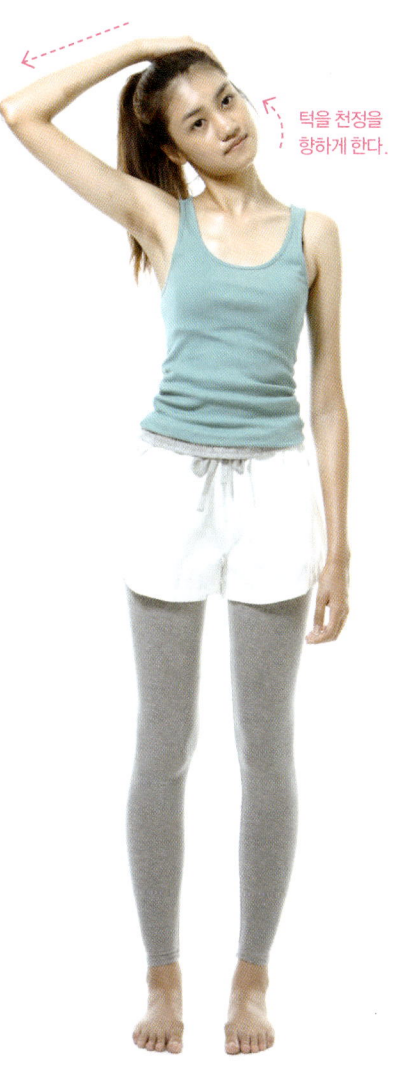

턱을 천정을 향하게 한다.

1 오른손으로 머리 왼쪽 부분을 감싼다.

2 코로 숨을 들이마셨다 입으로 내쉬면서 손가락에 힘을 주어 머리를 오른쪽으로 당긴다. 자세를 유지한 채 호흡을 3회하고 반대편도 같은 방법으로 진행한다.

Daily Stretching
피로 제로 스트레칭

오후 시간대는 몸의 피로가 극대화되어 당장이라도 눕고 싶을 만큼 노곤하고 졸음이 몰려 온다. 근육의 피로를 풀어 주는 간단한 스트레칭을 하면 정신적·육체적으로 쌓인 스트레스를 풀 수 있다.

누워서 등 조이기 ▶ 효과 부위: 뒷목·어깨·등허리

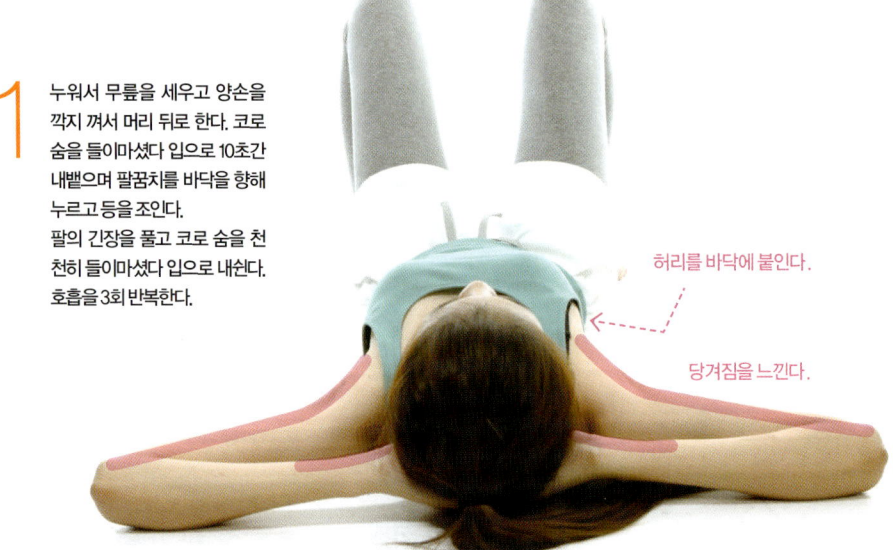

1. 누워서 무릎을 세우고 양손을 깍지 껴서 머리 뒤로 한다. 코로 숨을 들이마셨다 입으로 10초간 내뱉으며 팔꿈치를 바닥을 향해 누르고 등을 조인다.
팔의 긴장을 풀고 코로 숨을 천천히 들이마셨다 입으로 내쉰다. 호흡을 3회 반복한다.

- 허리를 바닥에 붙인다.
- 당겨짐을 느낀다.

Point!
일명 '게으름뱅이 스트레칭'이라고 불리는 동작으로 TV를 보거나 잠자리에서 가볍게 할 수 있다.
늘 긴장되어 있는 등과 뒷목을 가볍게 풀어 주어 편안함을 느낄 수 있다.

누워서 다리 벌리기
▶ 효과 부위: 허리 · 엉덩이 · 허벅지 안쪽

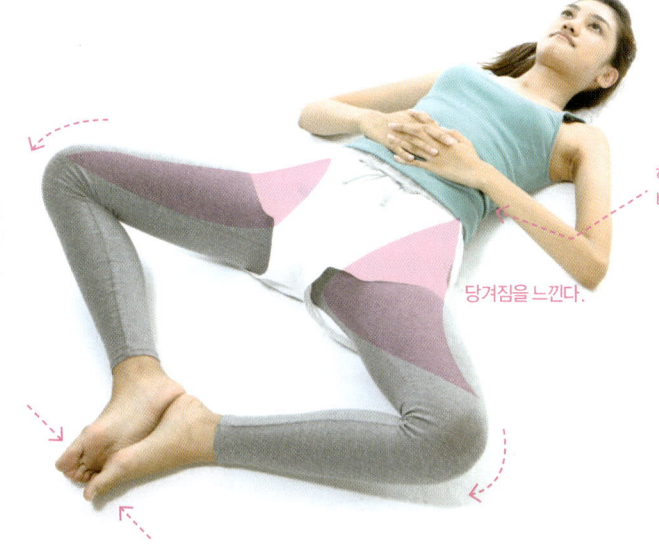

1. 누워서 양 발바닥을 붙인다. 무릎이 자연스럽게 벌어지게 긴장을 푼다. 양손을 깍지 껴서 배 위에 올린다. 코로 숨을 들이마셨다 입으로 내쉬는 것을 10회 반복한다.

허리를 바닥에 붙인다.

당겨짐을 느낀다.

머리 잡고 윗몸 일으키기
▶ 효과 부위: 목 · 등허리 · 복부 · 엉덩이 · 허벅지 안쪽

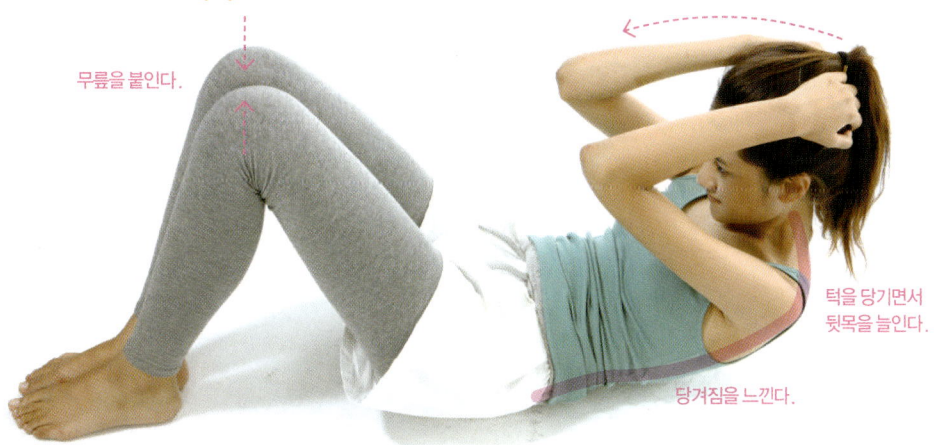

무릎을 붙인다.

턱을 당기면서 뒷목을 늘인다.

당겨짐을 느낀다.

1. 누워서 무릎을 세우고 양손을 머리 위에 얹는다. 코로 숨을 들이마셨다 입으로 내쉬면서 무릎을 붙인 채 상체를 일으킨다. 10회 반복한다.

고양이 자세로 기지개 펴기

▶ 효과 부위: 가슴 · 등허리 · 복부 · 엉덩이

1. 바닥에 엎드려 고양이 자세(네발기기 자세)를 한다.

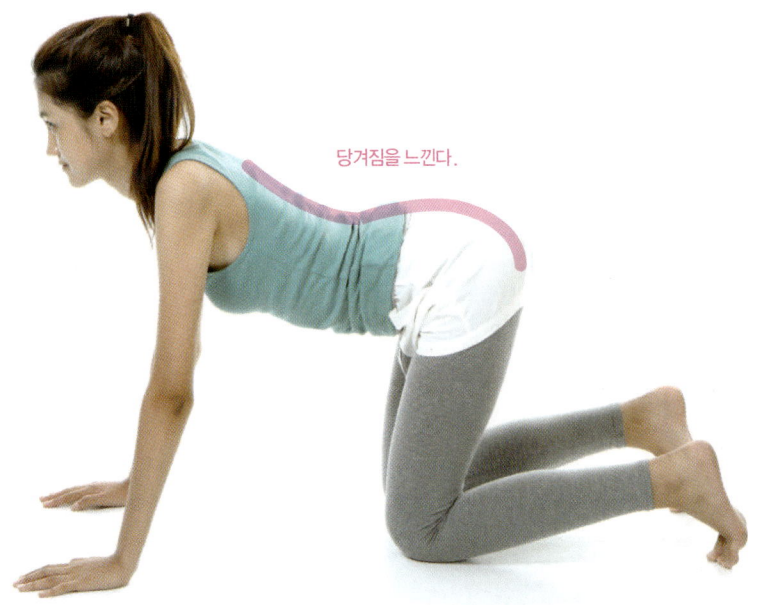

당겨짐을 느낀다.

2. 코로 숨을 들이마셨다 입으로 강하게 내뱉으면서 등과 엉덩이를 둥글게 만다. 천천히 코로 숨을 다시 들이마시면서 시작 자세로 돌아간다. 3회 반복한다.

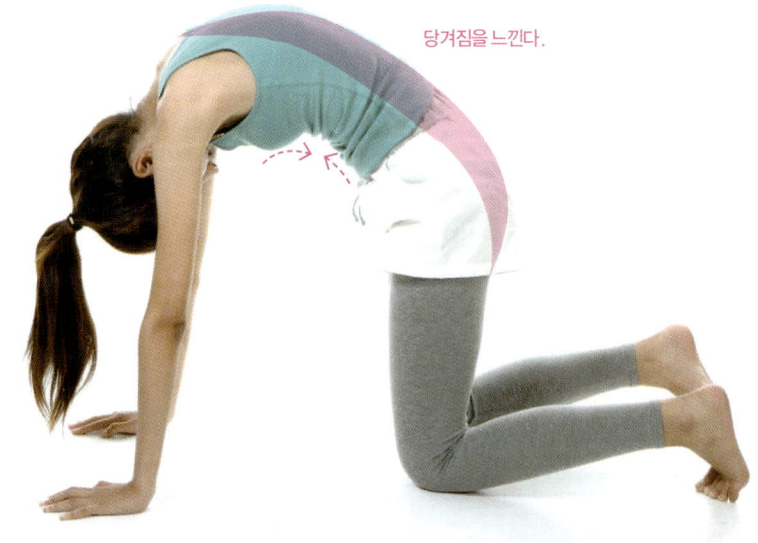

당겨짐을 느낀다.

Point!
호흡을 강하게 내뱉어야 등과 허리가 충분히 이완 수축됨으로써 약해진 몸의 중심 부위가 강화가 될 수 있다.

상체 숙여 엉덩이 늘이기

▶ 효과 부위: 엉덩이 · 허벅지

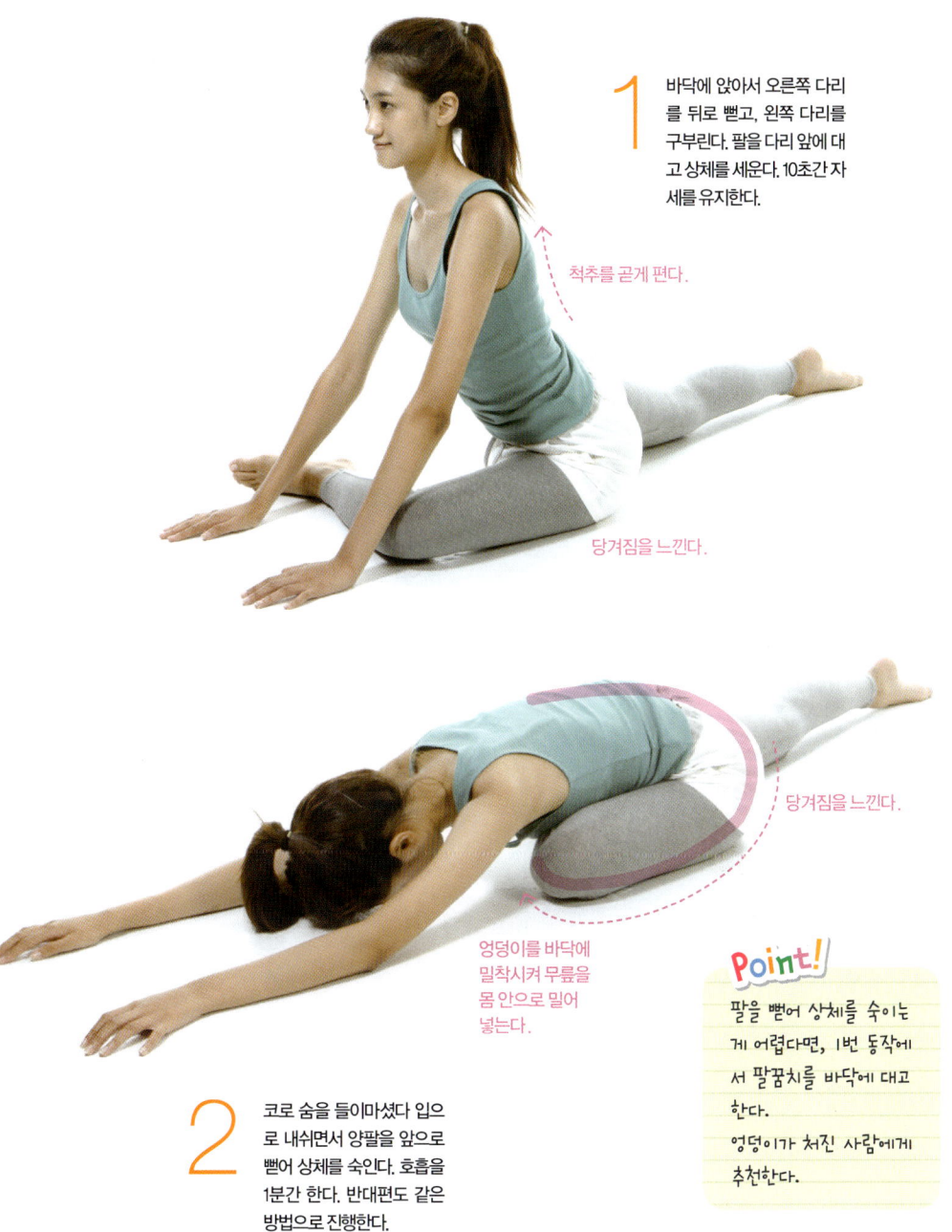

1. 바닥에 앉아서 오른쪽 다리를 뒤로 뻗고, 왼쪽 다리를 구부린다. 팔을 다리 앞에 대고 상체를 세운다. 10초간 자세를 유지한다.

척추를 곧게 편다.

당겨짐을 느낀다.

당겨짐을 느낀다.

엉덩이를 바닥에 밀착시켜 무릎을 몸 안으로 밀어 넣는다.

2. 코로 숨을 들이마셨다 입으로 내쉬면서 양팔을 앞으로 뻗어 상체를 숙인다. 호흡을 1분간 한다. 반대편도 같은 방법으로 진행한다.

Point!
팔을 뻗어 상체를 숙이는 게 어렵다면, 1번 동작에서 팔꿈치를 바닥에 대고 한다.
엉덩이가 처진 사람에게 추천한다.

누워서 **기지개** 펴기 ▶ 효과 부위: 전신

1 바닥에 누워서 양팔을 깍지 끼고 손바닥이 보이게 머리 위로 뻗는다. 코로 숨을 들이마시면서 팔다리를 쭉 뻗어 온몸을 이완시킨다.

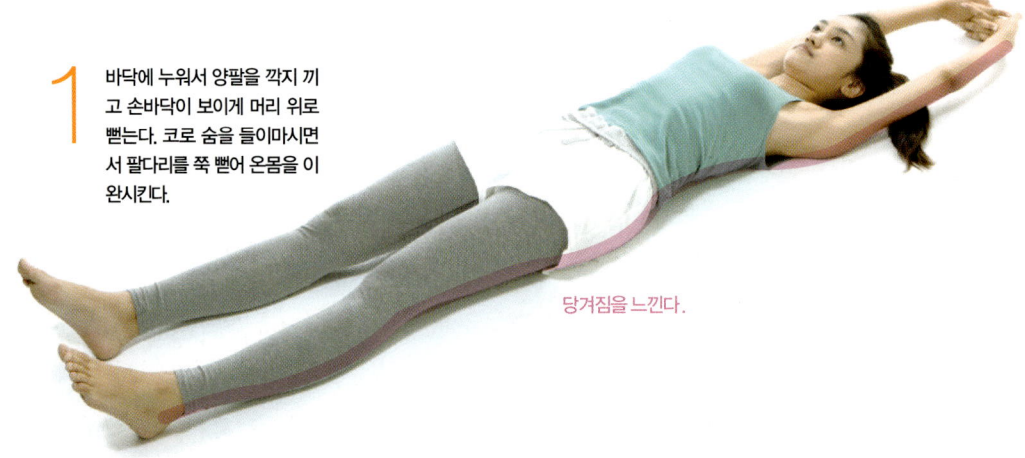

당겨짐을 느낀다.

수건 끼고 **허리** 젖히기 ▶ 효과 부위: 등 · 가슴 · 복부

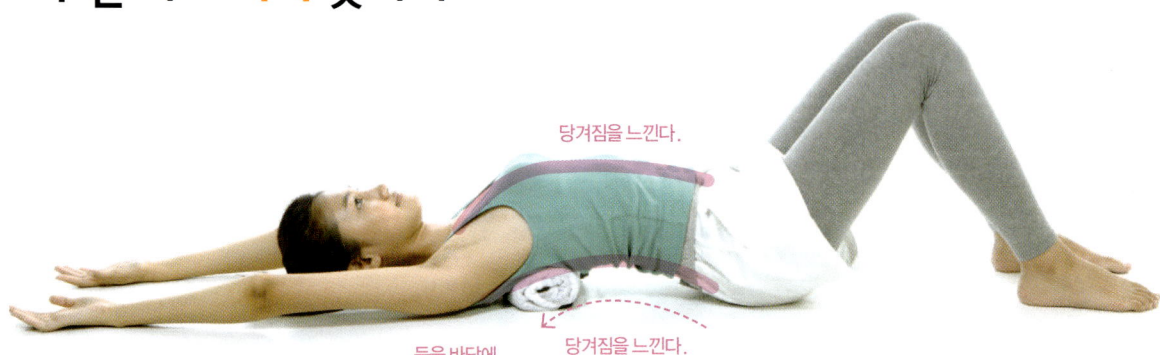

당겨짐을 느낀다.

등을 바닥에 밀착시킨다.

당겨짐을 느낀다.

1 바닥에 누워서 등 뒤에 수건을 말아 넣는다. 팔을 머리 위로 뻗고 무릎을 세운다. 코로 숨을 들이마시면서 허리를 세운 후 입으로 숨을 내쉰다. 호흡을 10회 반복한다.

Point!
수건 대신 페트병을 넣으면 바닥과 허리의 간격이 높아져 스트레칭 효과가 배가 된다.

누워서 무릎 당기기

▶ 효과 부위: 목·등·복부·엉덩이·허벅지

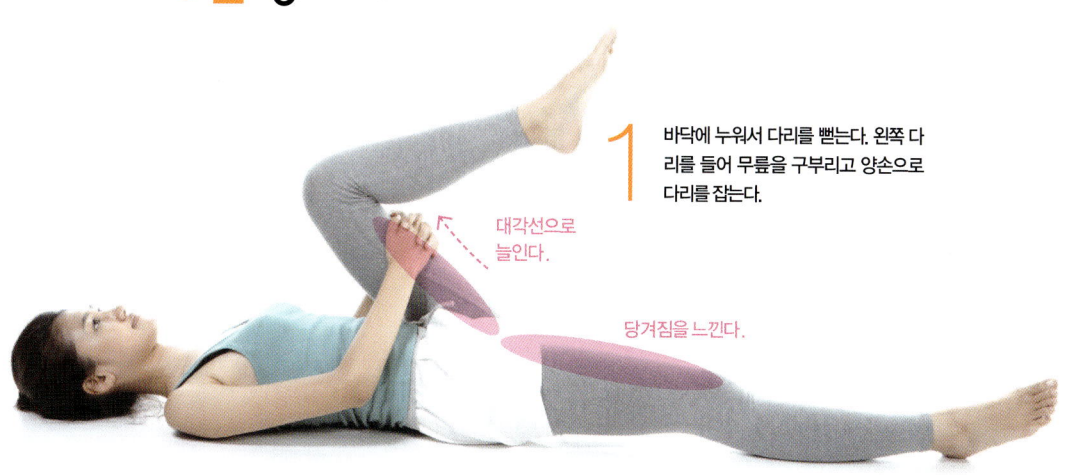

1 바닥에 누워서 다리를 뻗는다. 왼쪽 다리를 들어 무릎을 구부리고 양손으로 다리를 잡는다.

대각선으로 늘인다.

당겨짐을 느낀다.

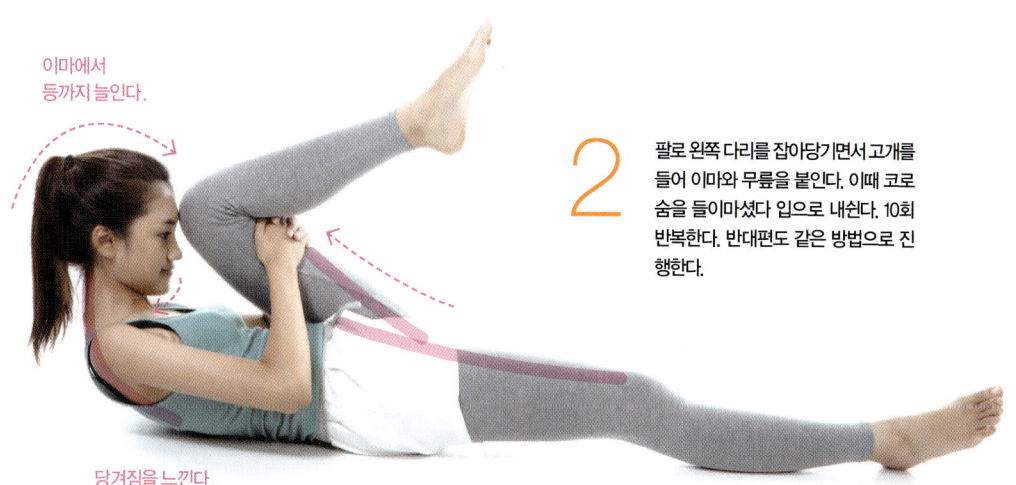

이마에서 등까지 늘인다.

2 팔로 왼쪽 다리를 잡아당기면서 고개를 들어 이마와 무릎을 붙인다. 이때 코로 숨을 들이마셨다 입으로 내쉰다. 10회 반복한다. 반대편도 같은 방법으로 진행한다.

당겨짐을 느낀다.

Point!
고개를 들어 올렸을 때 머리가 덜덜 떨리는 현상은 복부와 허리 힘의 조화가 잘 이루어지지 않았기 때문이다.
하루 5분씩 꾸준히 하면 안정적으로 할 수 있다.

Daily Stretching
TV 스트레칭

하루를 마무리하면서 잠깐 TV나 책을 보는 것도 마음에 여유를 가질 수 있는 방법이다. 꼭 어렵고 힘든 자세만 운동이 되는 건 아니다. 휴식을 취하면서도 충분히 스트레칭할 수 있다.

엎드려서 V자 만들기
▶ 효과 부위: 허리 · 엉덩이

V자를 넓게 만들려고 노력한다.

1 바닥에 엎드려서 상체를 들고 무릎을 붙인 채 종아리를 V자로 벌린다. 1분간 유지한다. 호흡을 편하게 한다.

앉아서 V자 만들기
▶ 효과 부위 : 엉덩이 · 허벅지 안쪽

1 바닥에 편하게 앉아서 다리를 최대한 쭉 벌린다. 처음에는 3분간 유지하고 점차 시간을 늘린다. 호흡을 편하게 한다.

Point!
동작을 취하기 쉽다면 양손을 앞으로 뻗는다.

팔을 쭉 편다.

당겨짐을 느낀다.

다리 들고 손뼉 치기
▶ 효과 부위: 등·복부·허벅지

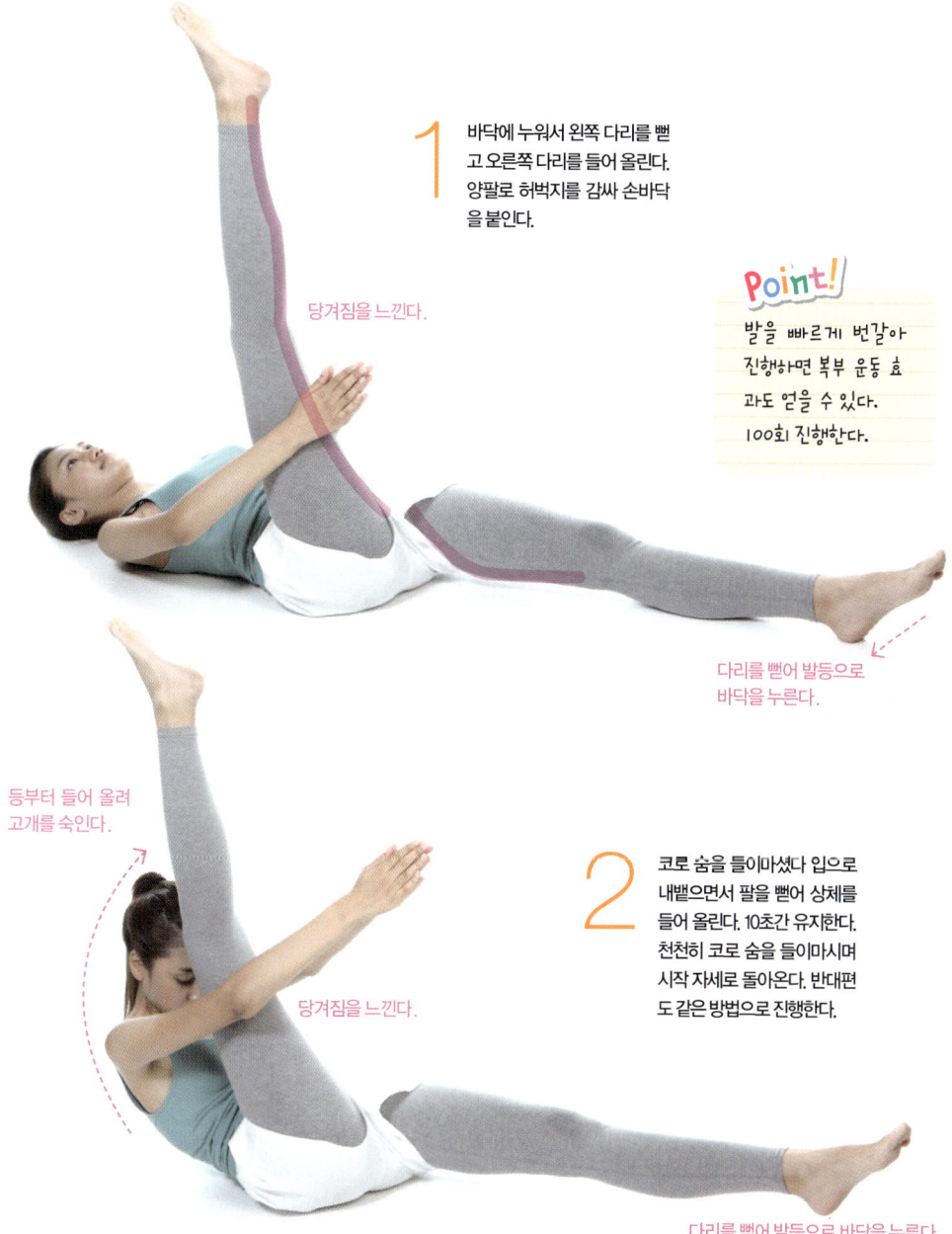

1 바닥에 누워서 왼쪽 다리를 뻗고 오른쪽 다리를 들어 올린다. 양팔로 허벅지를 감싸 손바닥을 붙인다.

당겨짐을 느낀다.

Point!
발을 빠르게 번갈아 진행하면 복부 운동 효과도 얻을 수 있다. 100회 진행한다.

다리를 뻗어 발등으로 바닥을 누른다.

등부터 들어 올려 고개를 숙인다.

2 코로 숨을 들이마셨다 입으로 내뱉으면서 팔을 뻗어 상체를 들어 올린다. 10초간 유지한다. 천천히 코로 숨을 들이마시며 시작 자세로 돌아온다. 반대편도 같은 방법으로 진행한다.

당겨짐을 느낀다.

다리를 뻗어 발등으로 바닥을 누른다.

데일리 스트레칭 6

Daily Stretching
굿이브닝 스트레칭

몸과 마음에 긴장감을 그대로 유지한 채 잠자리에 들면 숙면할 수 없다. 누워서 할 수 있는 간단한 스트레칭만으로도 긴장된 몸의 힘을 빼고 새로운 에너지를 채울 수 있다.

누워서 깊은 숨 쉬기 ▶효과 부위: 전신

1. 코로 숨을 들이마셨다 입으로 내쉬면서 목, 어깨, 뒷목, 얼굴, 입가 순서로 호흡할 때마다 한 곳씩 힘을 뺀다.

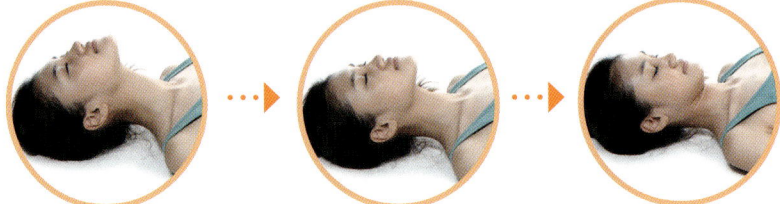

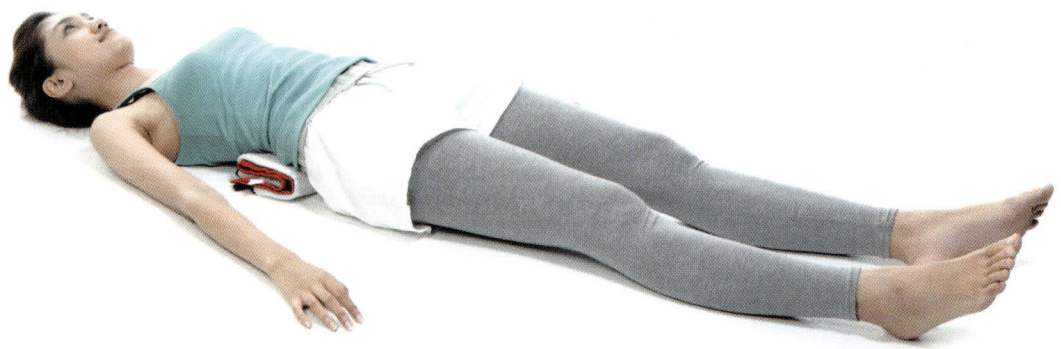

Point!
호흡이 익숙해지면 4분도 되기 전에 잠이 몰려 온다.

다리 붙였다 들기

▶ 효과 부위: 복부 · 등 · 팔 · 허벅지 · 종아리 · 발목

데일리 스트레칭 7

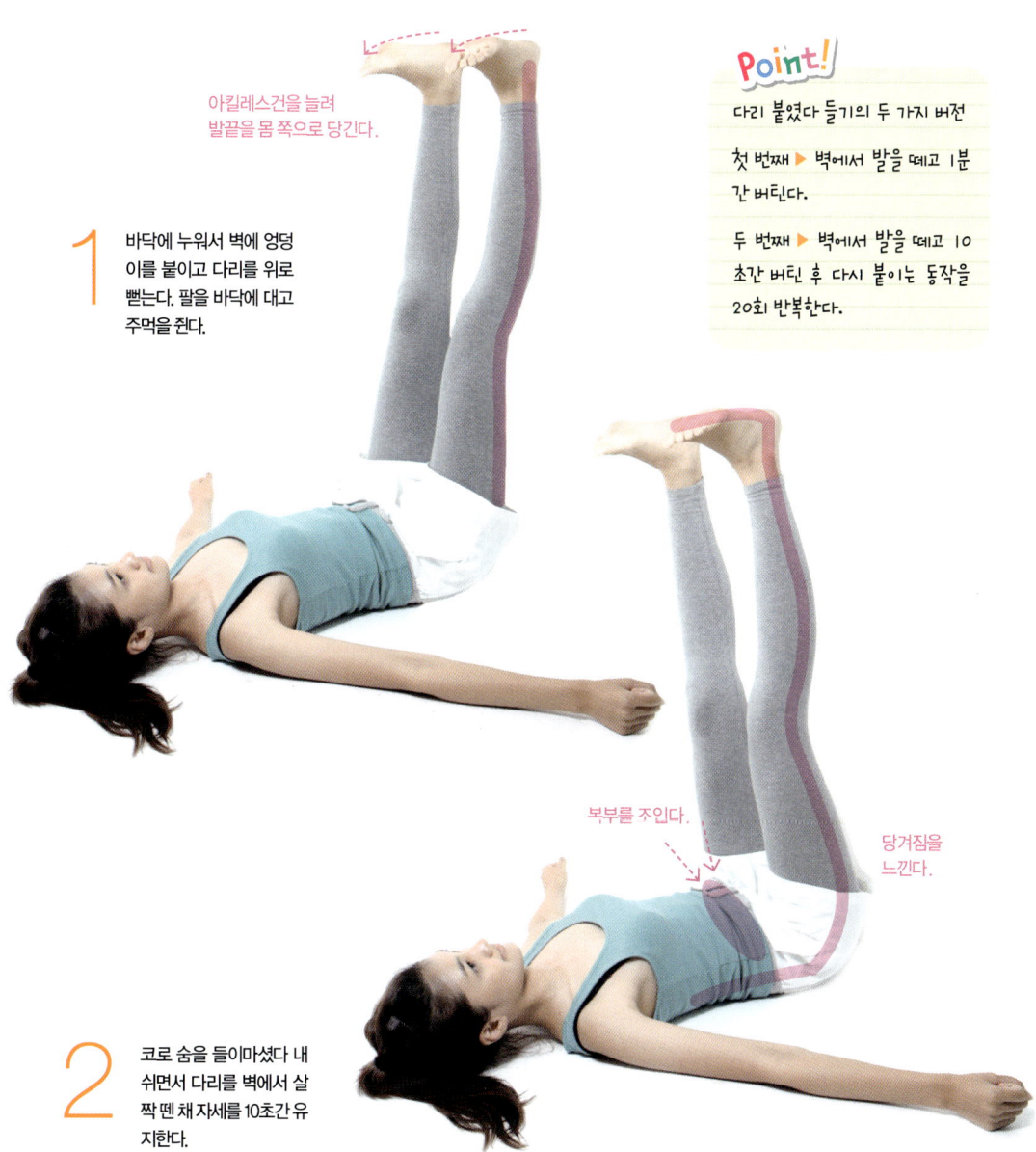

아킬레스건을 늘려 발끝을 몸 쪽으로 당긴다.

1 바닥에 누워서 벽에 엉덩이를 붙이고 다리를 위로 뻗는다. 팔을 바닥에 대고 주먹을 쥔다.

Point!
다리 붙였다 들기의 두 가지 버전

첫 번째 ▶ 벽에서 발을 떼고 1분간 버틴다.

두 번째 ▶ 벽에서 발을 떼고 10초간 버틴 후 다시 붙이는 동작을 20회 반복한다.

복부를 조인다.

당겨짐을 느낀다.

2 코로 숨을 들이마셨다 내쉬면서 다리를 벽에서 살짝 뗀 채 자세를 10초간 유지한다.

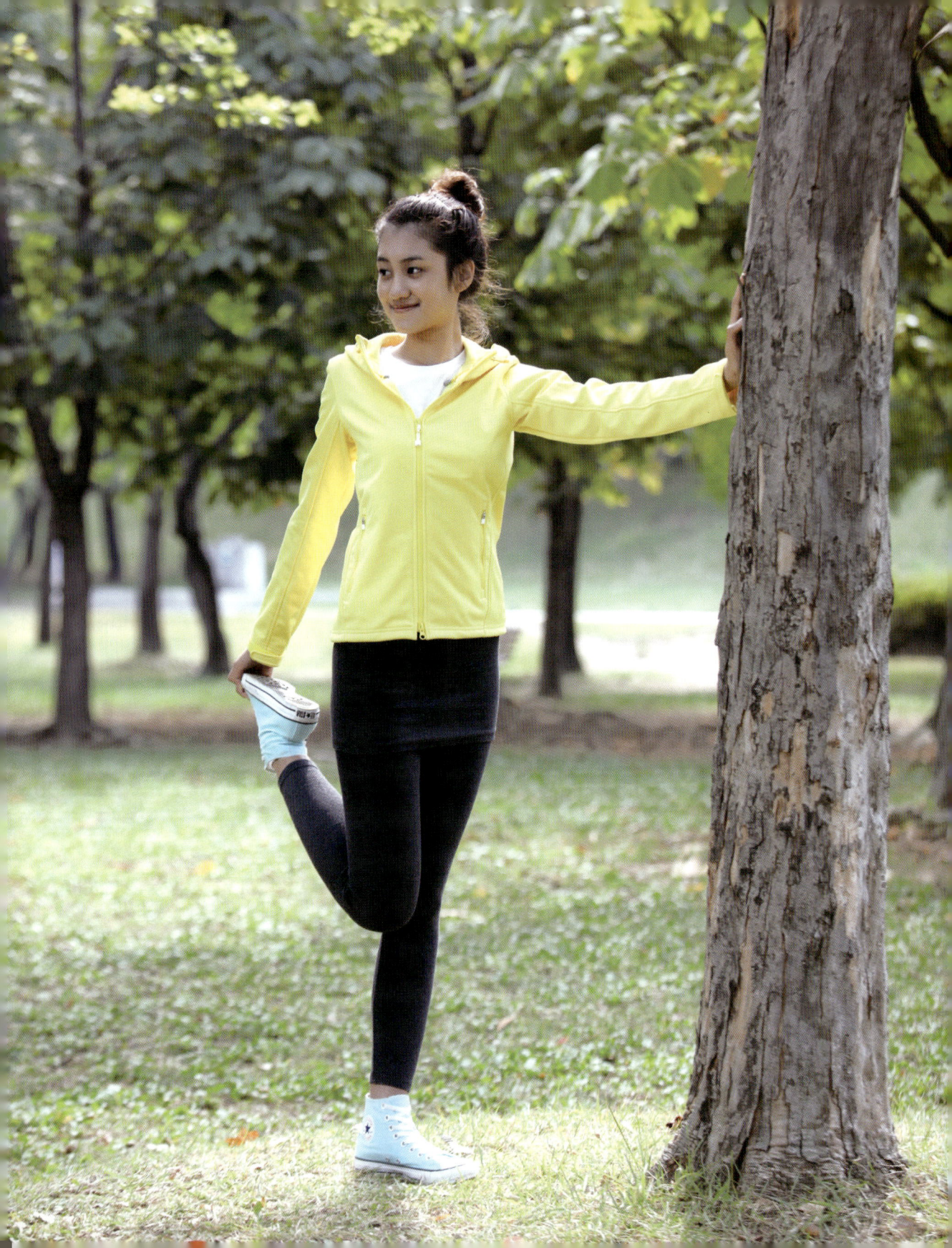

03 PART

Relax Stretching

릴랙스 스트레칭

릴랙스 스트레칭의 핵심은 동작의 정확도보다는 호흡과 마인트 컨트롤이다.
호흡에 집중하면서 기분 좋은 상상을 한다. 몸 전체에 편안함을 느낀다면 이미
릴랙스 스트레칭의 반은 성공한 것이다. 뒷목, 귀 등 평소 잘 사용하지 않는 근육을
손가락으로 자극하면 혈액 순환을 좋게 하여 뇌의 활동도 돕는다.

Relax Stretching
기분을 좋게 하는 호흡법

기분을 좋게 하는 호흡법은 동작이 아니라 마인드 컨트롤을 통해 완성된다. 하지만 동작과 마음이 일치해야만 큰 효과를 볼 수 있으므로 스트레칭 시 기분 좋은 상상을 하며 호흡을 크게 들이마신다.

스마일 호흡법 & 기지개 스트레칭

▶ 효과 부위: 전신

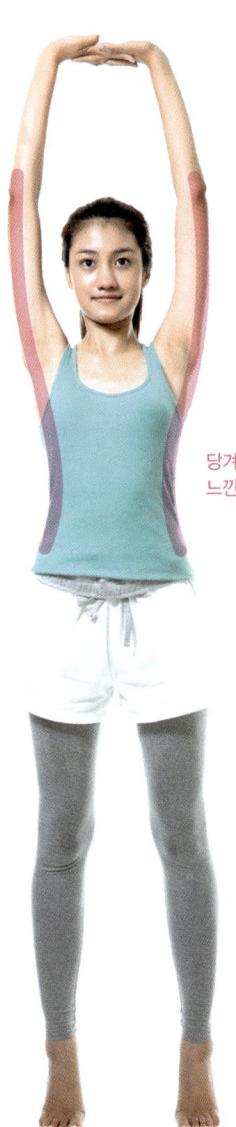

1 스마일 호흡법을 한다. 다리를 어깨 너비로 벌리고 선다. 코로 숨을 깊게 들이마셨다 입으로 내쉬면서 기지개를 크게 켜고 발끝을 들어 올린다.

당겨짐을 느낀다.

Point!
스마일 호흡법이란 입 모양만 웃는 게 아니라, '먼 곳을 보면서 내가 정말 예뻐! 내가 최고야!'라는 말을 마음속으로 하면서 내 눈 속에서 내 얼굴을 떠올리는 것이다. 눈과 입가에 자연스러운 미소가 지어질 것이다.

릴랙스
스트레칭
1

웅크림 호흡법

▶ 효과 부위: 스트레스 해소

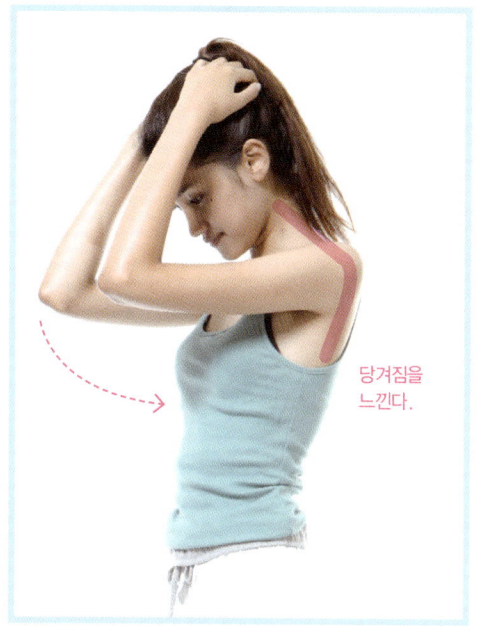

당겨짐을 느낀다.

1 양손을 머리에 대고 가슴을 편다. 코로 숨을 들이마셨다 입으로 내쉬면서 몸을 살짝 웅크린다. 엄지발가락에 체중을 싣고 허벅지, 복부, 엉덩이가 동시에 조여지게 힘을 준다. 10회 반복한다.

정화 호흡법

▶ 효과 부위: 두통 · 더부룩함 해소

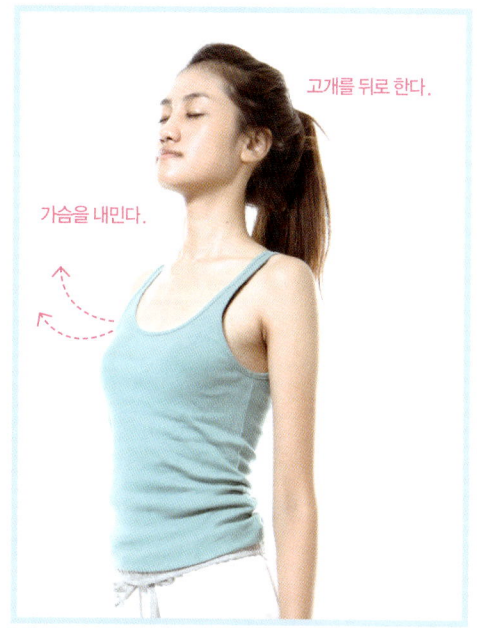

고개를 뒤로 한다.

가슴을 내민다.

1 가볍게 눈을 감고, 복부부터 공기를 채워 가슴이 벅차오른다는 기분이 들 때까지 코로 숨을 들이마신다. 입을 뾰족하게 해서 바람이 빠지듯이 복부 깊은 곳에서부터 숨을 길게 내쉰다. 4분간 진행한다.

Point!
고개를 숙일 때 턱을 목젖 방향으로 깊게 당겨야 스트레칭 효과를 더 높일 수 있다.

V자형 탄력 호흡법 & 스트레칭

▶ 효과 부위: 어깨·가슴·등·팔

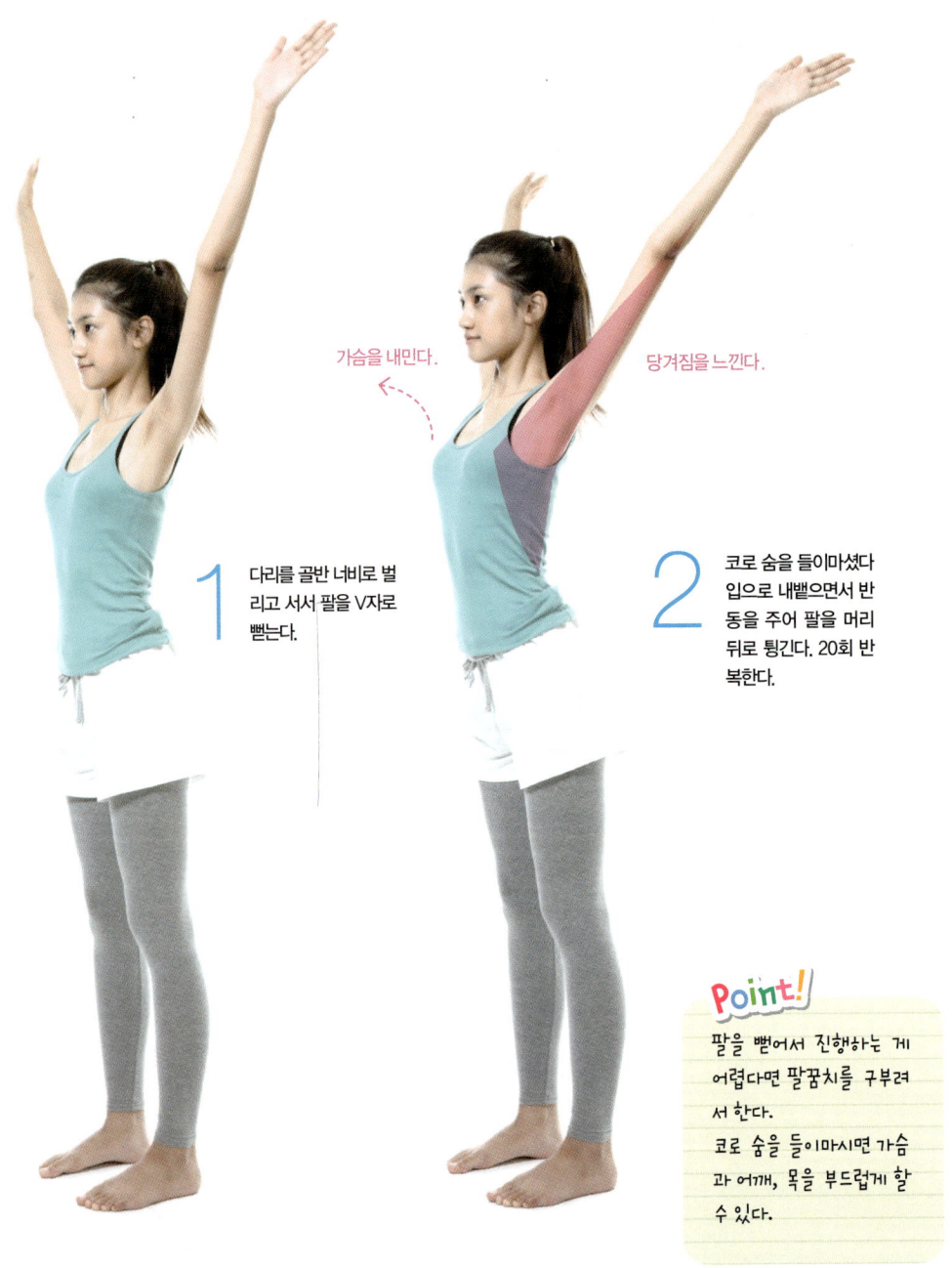

가슴을 내민다.

당겨짐을 느낀다.

1 다리를 골반 너비로 벌리고 서서 팔을 V자로 뻗는다.

2 코로 숨을 들이마셨다 입으로 내뱉으면서 반동을 주어 팔을 머리 뒤로 튕긴다. 20회 반복한다.

Point!
팔을 뻗어서 진행하는 게 어렵다면 팔꿈치를 구부려서 한다.
코로 숨을 들이마시면 가슴과 어깨, 목을 부드럽게 할 수 있다.

명치 유연 호흡법 ▶ 효과 부위: 복부

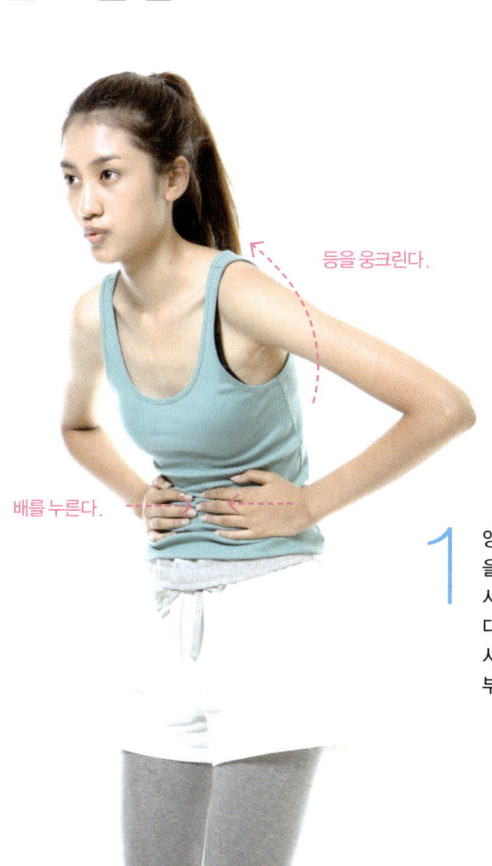

등을 웅크린다.

배를 누른다.

1 양손으로 배를 잡는다. 코로 숨을 들이마셨다 입으로 내쉬면서 복부에 긴장감을 최소화한다. 다시 코로 숨을 크게 들이마시면서 호흡의 힘으로 손을 복부에서 뗀다. 10회 반복한다.

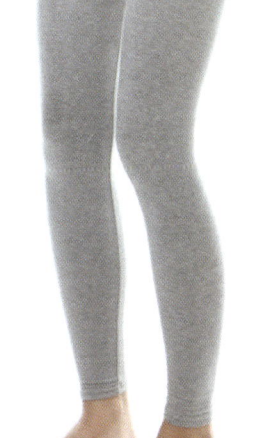

Point!

휴식을 충분히 취하지 않고, 긴장된 습관을 풀지 못하면 피로가 누적되어 장기와 배가 굳어져 신체 활동이 유연하지 못하다. 이럴 때는 명치 유연 호흡법으로 긴장감을 풀어 준다.

Relax Stretching
몸의 긴장을 푸는 스트레칭

몸의 긴장을 푸는 스트레칭은 대부분 동작이 크지 않고 누구나 따라 하기 쉽다. 동작의 정확도보다는 호흡이 관건이므로 호흡법에 집중한다.

서서 배 내밀기 ▶ 효과 부위: 등허리 · 복부

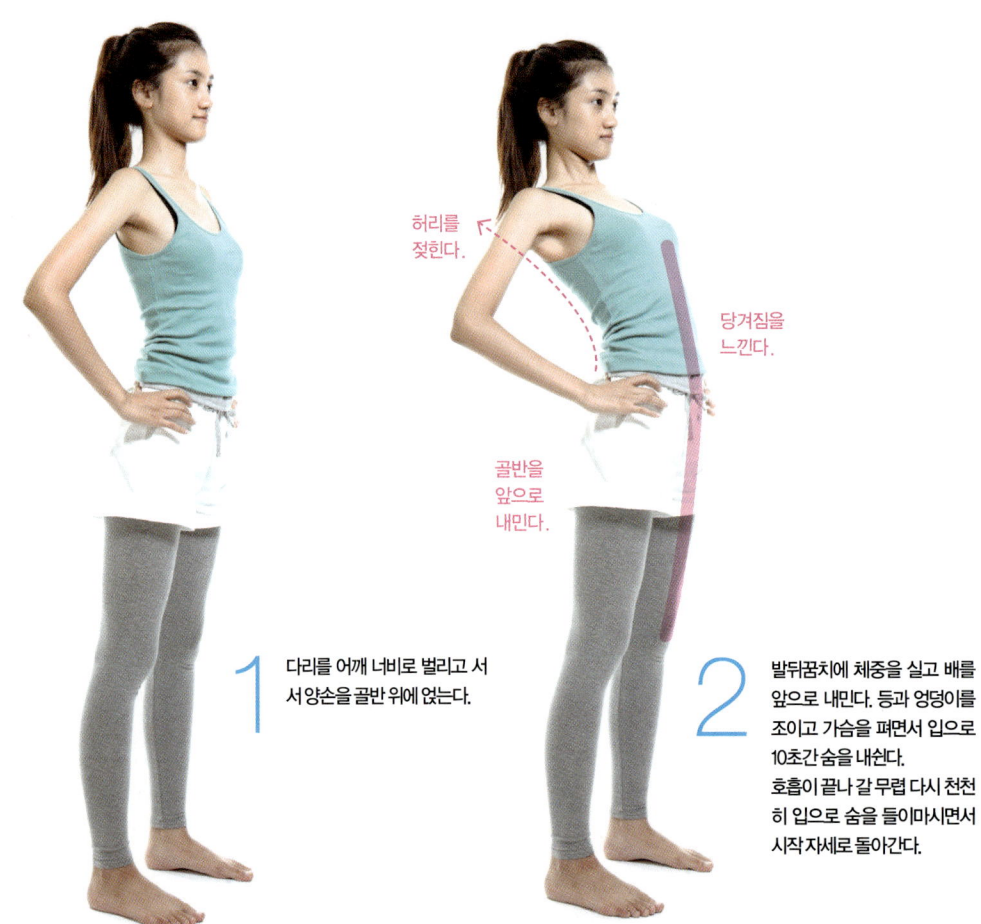

1 다리를 어깨 너비로 벌리고 서서 양손을 골반 위에 얹는다.

2 발뒤꿈치에 체중을 싣고 배를 앞으로 내민다. 등과 엉덩이를 조이고 가슴을 펴면서 입으로 10초간 숨을 내쉰다. 호흡이 끝나 갈 무렵 다시 천천히 입으로 숨을 들이마시면서 시작 자세로 돌아간다.

허리를 젖힌다.
당겨짐을 느낀다.
골반을 앞으로 내민다.

등 조이기
▶ 효과 부위: 가슴·등

> 릴랙스 스트레칭 2

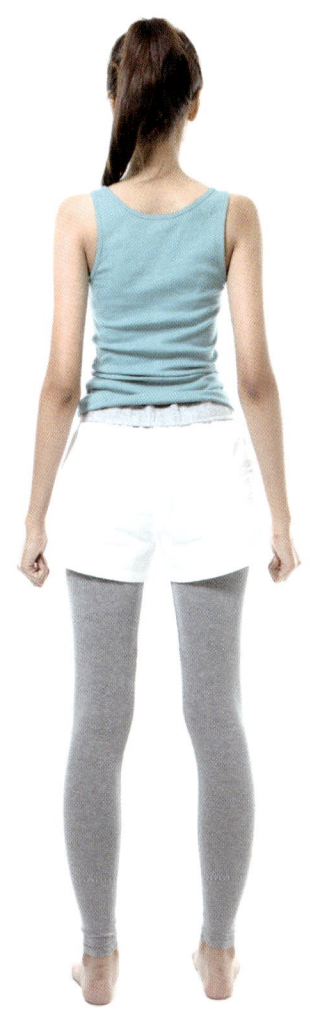
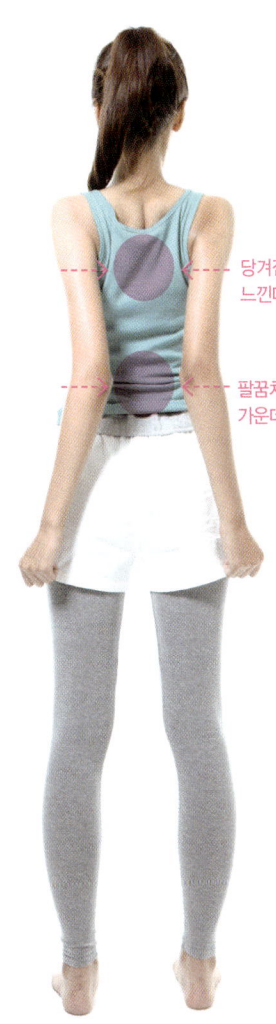

당겨짐을 느낀다.

팔꿈치를 가운데로 모은다.

Point!
등 조이기의 핵심은 호흡법이다. 입으로 강하게 숨을 내뱉으며 등을 강하게 수축함으로써 몸의 균형을 맞춘다.

1 다리를 어깨 너비로 벌리고 서서 주먹을 살짝 쥔다.

2 코로 숨을 들이마셨다 입으로 내뱉으면서 등을 조인다. 5초간 자세를 유지한 후 코로 숨을 들이마시면서 시작 자세로 돌아간다.

상체 옆으로 늘이기 ▶ 효과 부위: 상체

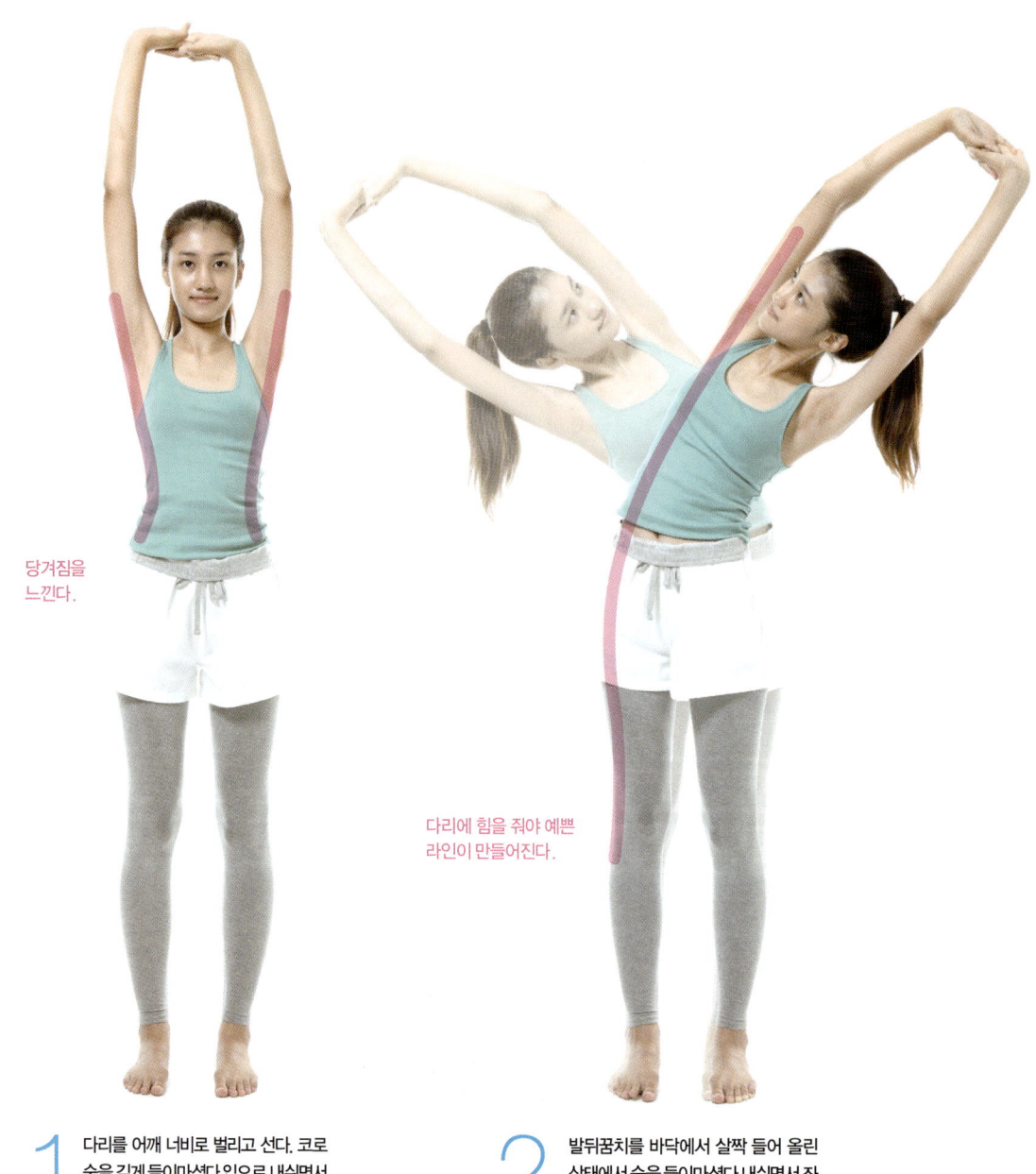

당겨짐을 느낀다.

다리에 힘을 줘야 예쁜 라인이 만들어진다.

1 다리를 어깨 너비로 벌리고 선다. 코로 숨을 깊게 들이마셨다 입으로 내쉬면서 기지개를 켠다.

2 발뒤꿈치를 바닥에서 살짝 들어 올린 상태에서 숨을 들이마셨다 내쉬면서 좌우로 몸을 늘인다. 이때 시선을 천장에 둔다.

뇌 활동 자극 지압

▶ 효과 부위 : 머리

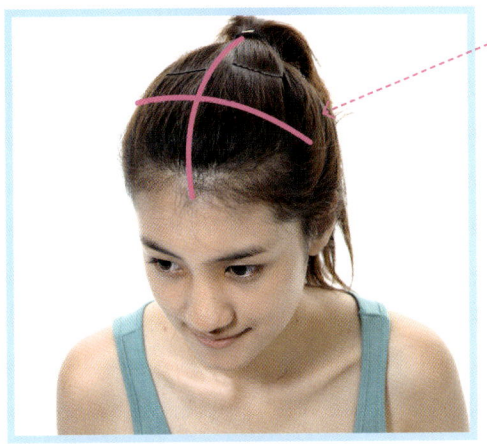

백회혈(百會穴) : 머리 윗부분의 좌우 앞뒤를 연결하는 선과 코의 연장선이 만나는 지점에 있는 경혈. 머리와 두피의 혈액 순환을 원활하게 하고, 영양 공급이 잘 되게 한다.

1 가운뎃손가락으로 백회혈을 3~5초간 지그시 누른다. 5~20회 반복한다.

Point!

뇌 활동을 활발하게 하는 경혈은 백회혈과 양로혈이다. 이 경혈은 뇌를 활성화하는 데 좋을 뿐 아니라 노인들의 치매 예방에도 도움된다. 경혈 자극으로 뇌의 동맥경화도 예방할 수 있다.

Point!

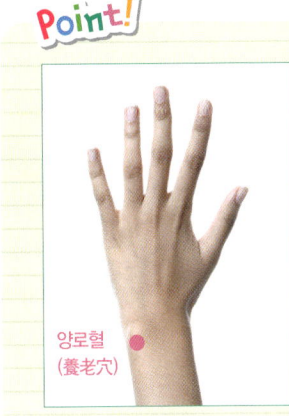

양로혈(養老穴)

양로혈

팔목의 툭 튀어 나온 뼈 아래 움푹 들어간 곳에 있는 경혈. 가운뎃손가락을 '양로'에 대고 집게손가락을 그 옆에 붙여서 지그시 누르면 손목을 부드럽게 하며 뇌를 활성화해서 치매 예방에 도움된다. 양로혈을 누르면서 천천히 위아래로 흔들면 더욱 효과적이다.

몸통 털기 ▶ 효과 부위: 전신

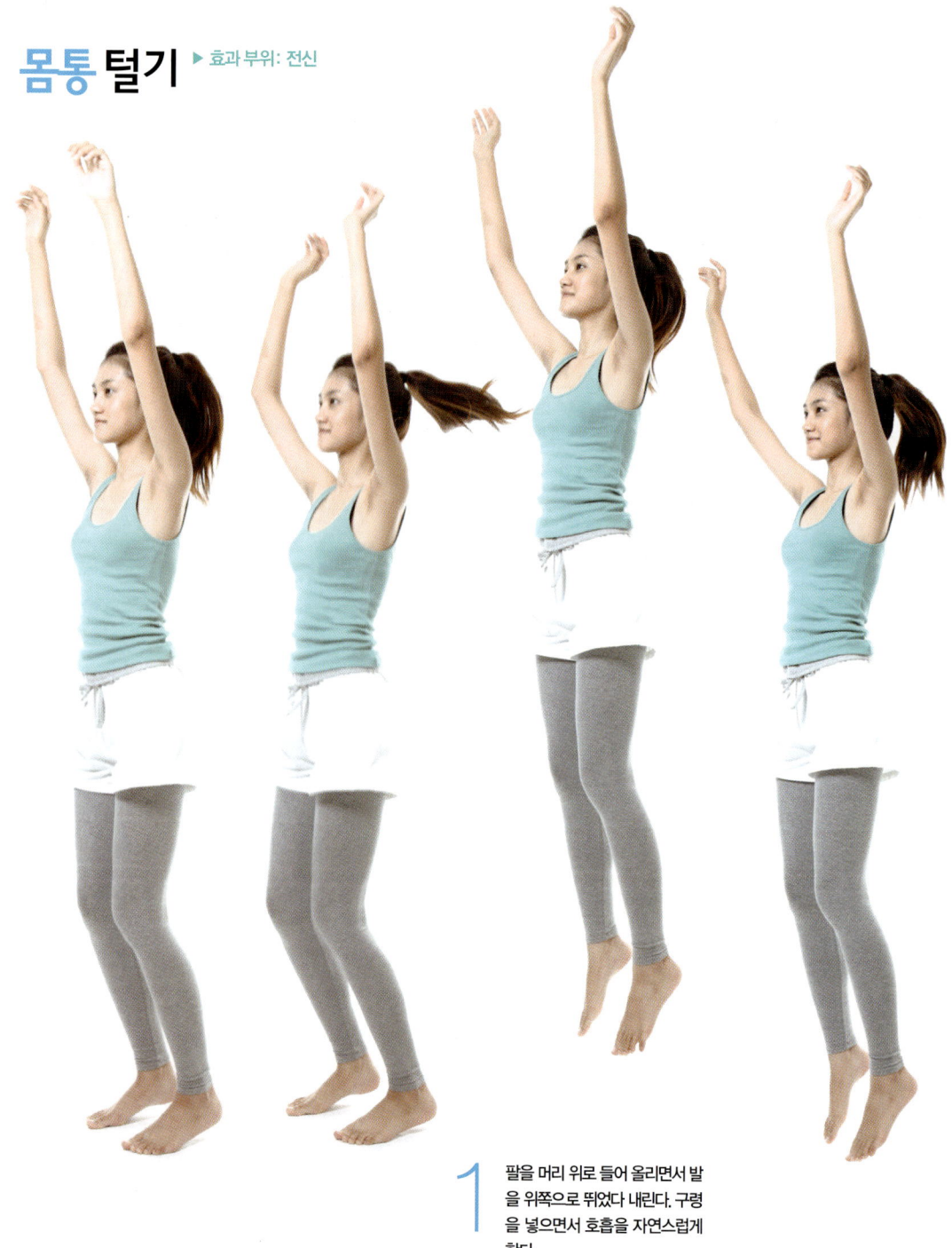

1 팔을 머리 위로 들어 올리면서 발을 위쪽으로 뛰었다 내린다. 구령을 넣으면서 호흡을 자연스럽게 한다.

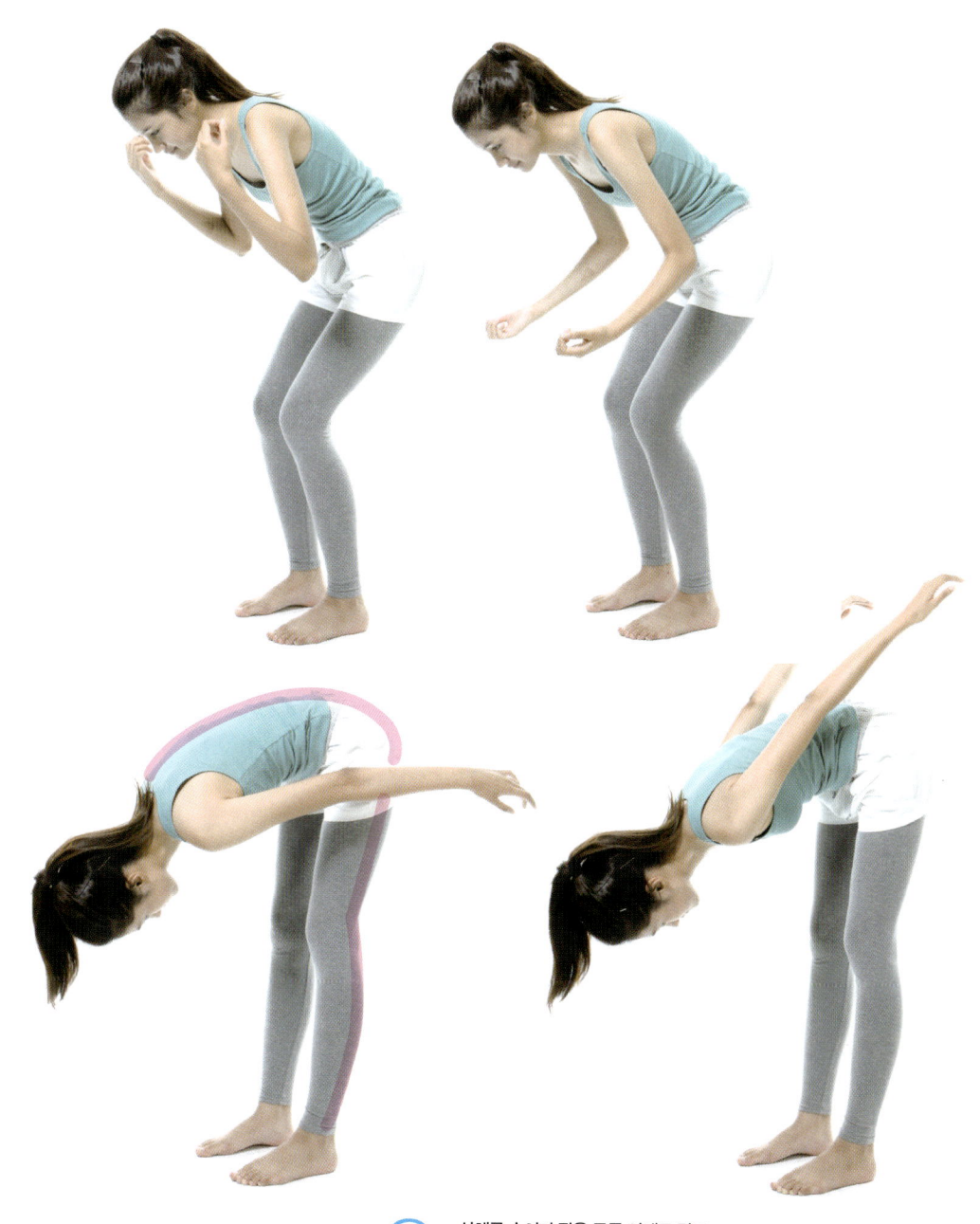

2 상체를 숙이며 팔을 무릎 아래로 털고, 엉덩이를 들고, 무릎을 펴며 반동을 이용해 팔을 엉덩이 뒤까지 털어 준다. 3회 반복한다.

Relax Stretching
머리가 맑아지는 스트레칭

귀, 뒷목 등 평소 잘 사용하지 않는 근육을 손가락으로 자극하면 혈액 순환이 원활해져서 뇌의 활동이 활발해진다. 대뇌 세포를 활성화하는 손발의 근육을 사용하면 신체 움직임이 원활해져서 뇌를 깨울 수 있다.

센서리모터 스트레칭
▶ 효과 부위: 전신

1. 다리를 어깨 너비로 벌리고 서서 눈을 감은 채 코로 숨을 들이마시며 날아갈 듯한 느낌을 갖는다.

2. 코로 숨을 편하게 쉰다. 가슴을 내밀고 발뒤꿈치를 들어 엄지발가락에 체중을 싣는다. 짧게는 10초 길게는 1분 진행한다.

Point!
센서리모터(sensorimotor) 스트레칭이란 감각 운동으로, 잠자는 작은 근육을 깨우는 힐링 타임의 첫 번째 단계이다.
엄지발가락에 체중을 주어 가슴까지 힘을 전달하여 붕 뜨는 듯한 느낌을 받는다.

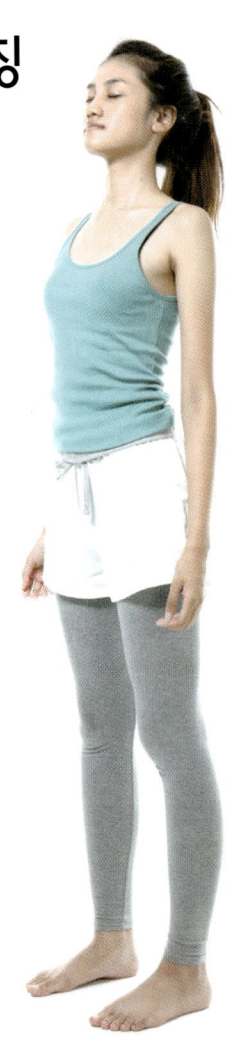
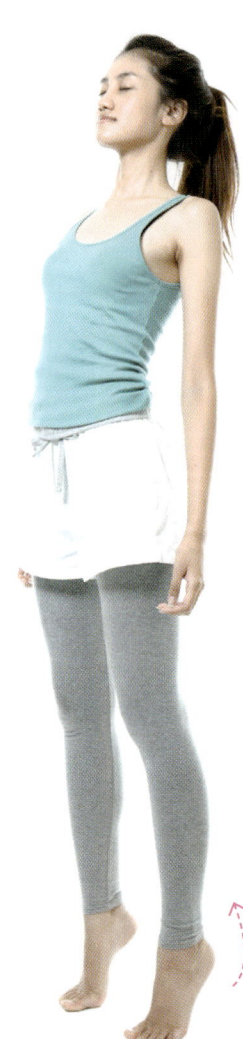

천천히 들어 올린다.

릴랙스
스트레칭
3

뒷목 누르기 ▶ 효과 부위: 머리

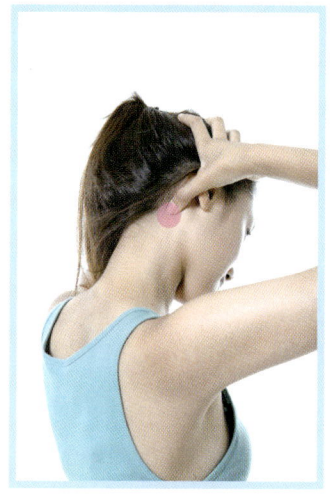

1 양쪽 엄지손가락으로 두판상근과 흉쇄유돌근 끝 지점(튀어나온 뼈 아래 움푹 들어간 곳)을 5초간 세게 누른다. 눈을 감고 코로 숨을 들이마셨다 입으로 내쉰다. 압통을 느낄 정도로 세게 눌러야 뒷목과 머리가 가벼워진다. 5초간 누른 후 엄지손가락을 이용해 뒤로 10회 돌린다.

귀 당기기 ▶ 효과 부위: 머리·눈

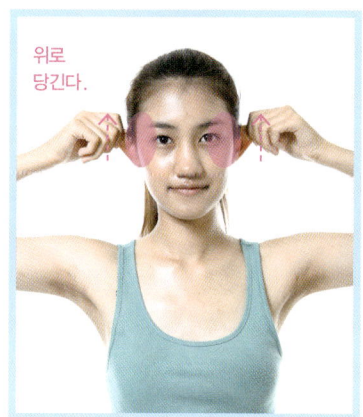

위로 당긴다.

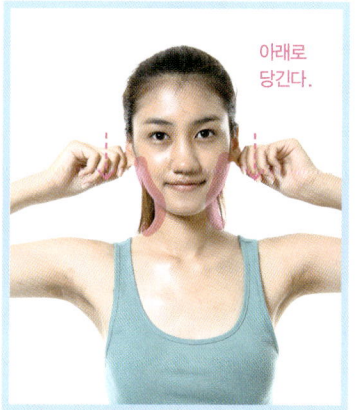

아래로 당긴다.

1 양쪽 귀 옆을 잡고 10초간 위로 당긴다. 호흡을 자연스럽게 한다.

2 양쪽 귓불을 잡고 10초간 아래로 당긴다. 호흡을 자연스럽게 한다.

Point!
뒷목이 뻐근하고 눈이 침침하며 머리가 무거울 때 하면 좋다.

083

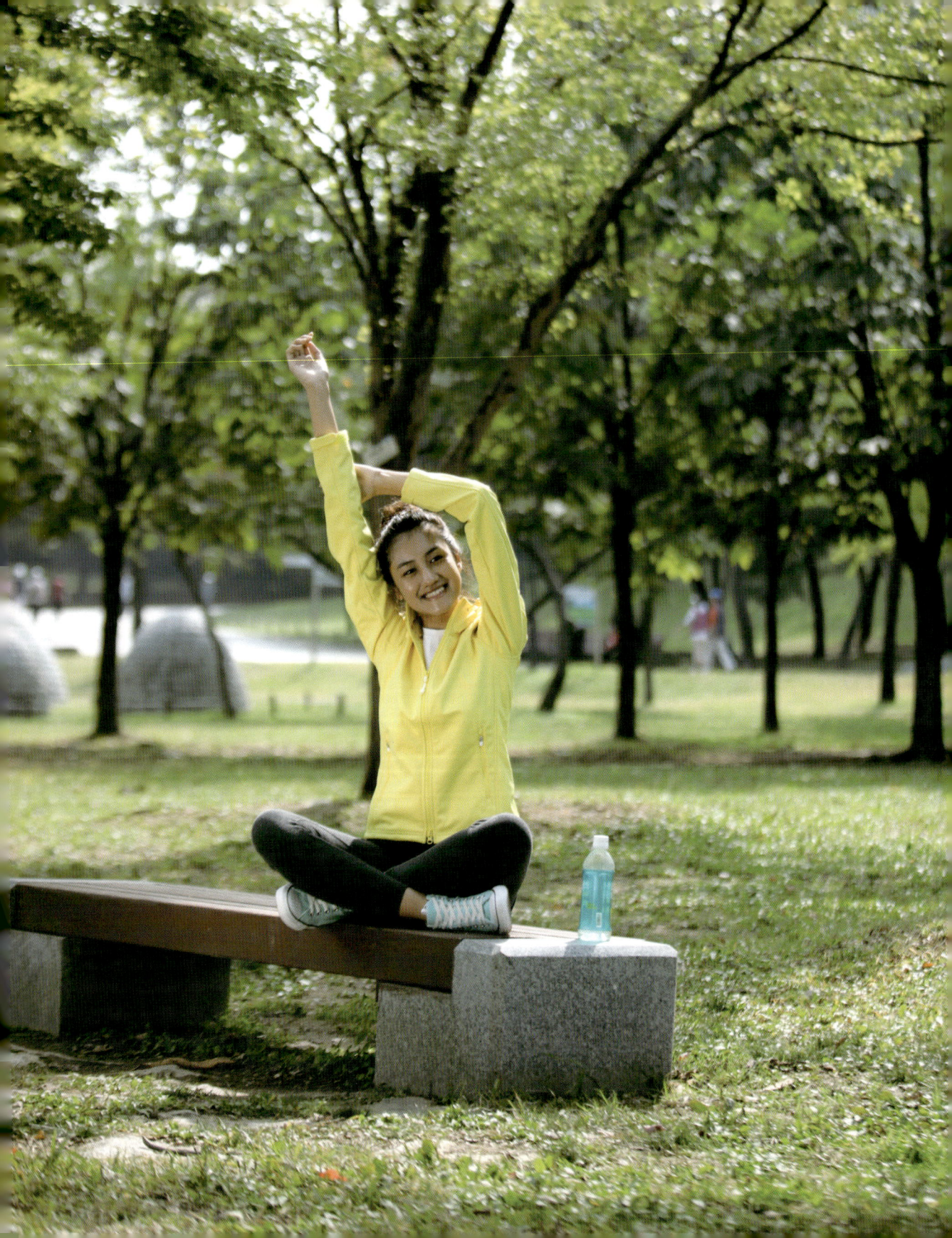

04 PART
Energy Up
Stretching

에너지 업
스트레칭

현대인들은 활동량이 많지 않아서 근육이 뭉쳐 있고 신진대사가 활발하지 않다.
뭉친 근육을 제때 풀어 주지 않으면 쉽게 피로하고 나른해진다. 동작의 범위가 크고 많은 근육을
한 번에 사용하는 스트레칭을 3주간 꾸준히 하면 몸과 마음의 에너지를 충전할 수 있다.

Energy Up Stretching
나른함을 없애 주는 스트레칭

몸과 마음에 쌓인 스트레스를 풀어 주지 않으면 늘 나른하고 피곤함을 느끼게 된다.
온몸에 활력을 불어 넣는 스트레칭을 하면 나른함을 날릴 수 있다.

팔 흔들흔들 호흡법

▶ 효과 부위: 상체

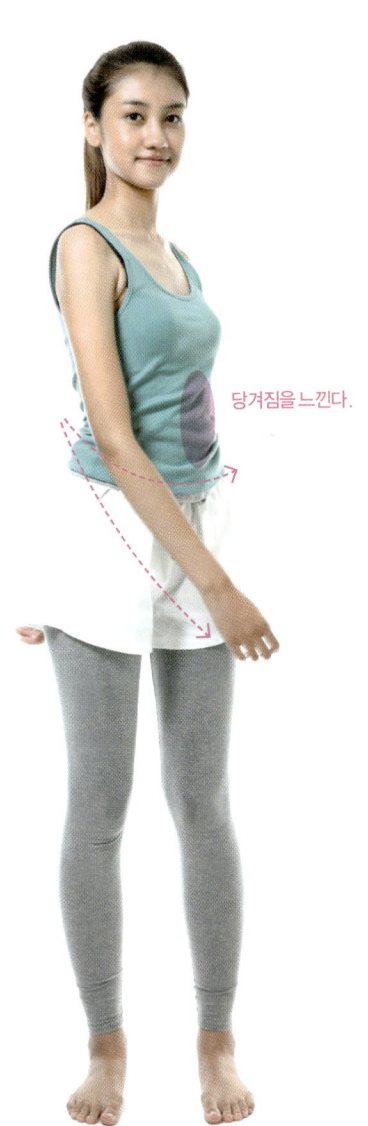

당겨짐을 느낀다.

1 다리를 어깨 너비로 벌리고 선다. 코로 숨을 들이마셨다 입으로 내쉬면서 팔에 힘을 빼고 골반, 몸통, 어깨 순서로 리드미컬하게 좌우로 흔든다.

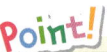

산책의 시작과 마무리에 하면 상쾌함을 느낄 수 있는 스트레칭이다. 호흡 조절이 가장 중요하다.

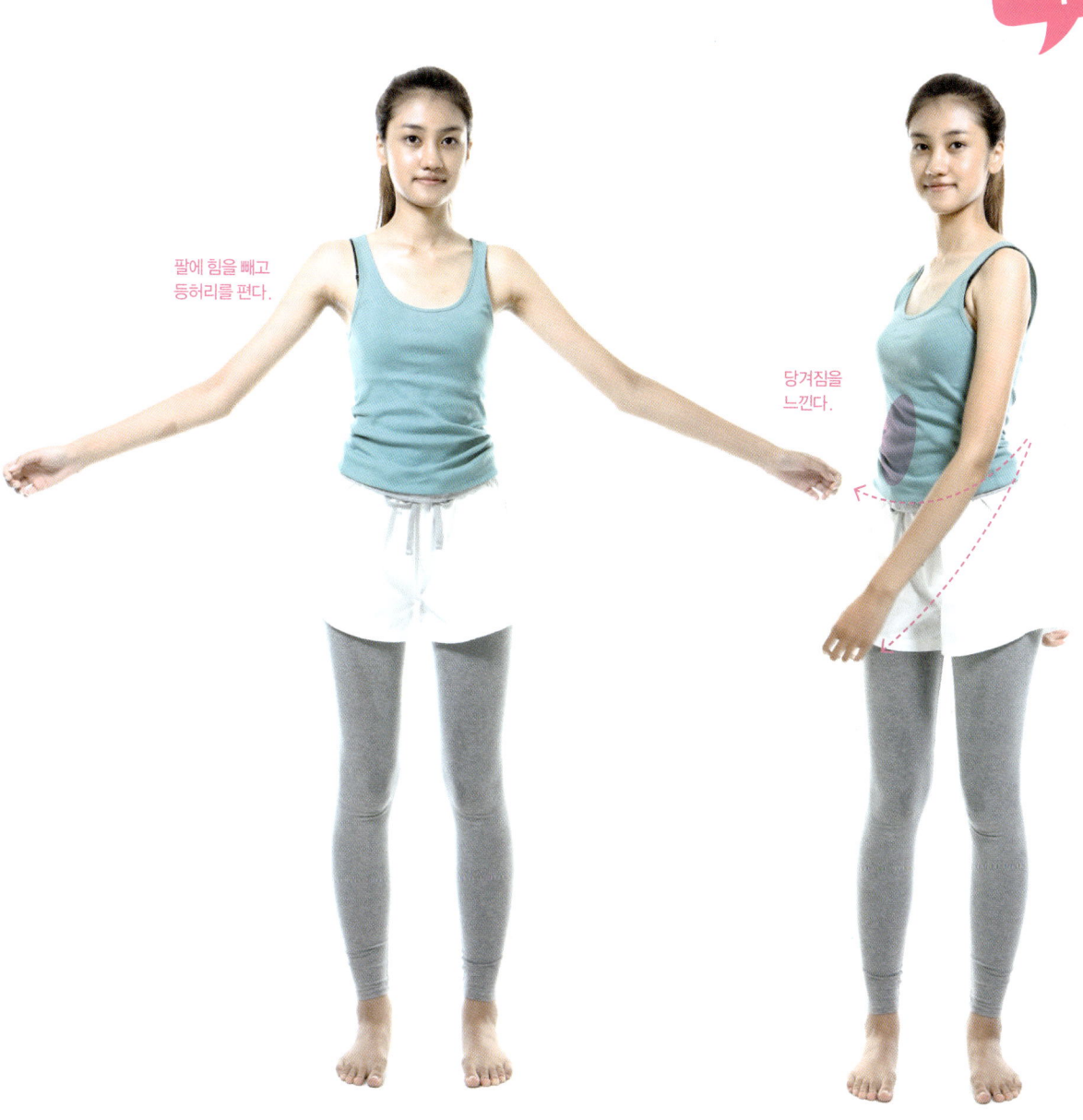

에너지 업 스트레칭 1

팔에 힘을 빼고 등허리를 편다.

당겨짐을 느낀다.

2 상체가 정면을 향할 때 코로 숨을 들이마셨다 반대 방향으로 팔을 흔들 때 다시 '후~' 하고 숨을 내쉬며 팔을 흔든다. 3분간 진행한다.

무릎 구부리고 머리 숙이기

▶ 효과 부위: 등 · 복부 · 팔

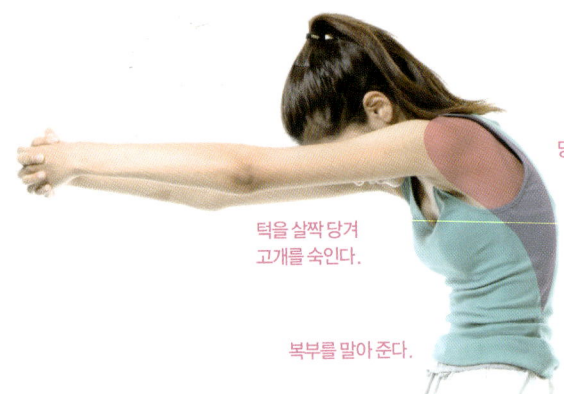

당겨짐을 느낀다.

턱을 살짝 당겨 고개를 숙인다.

복부를 말아 준다.

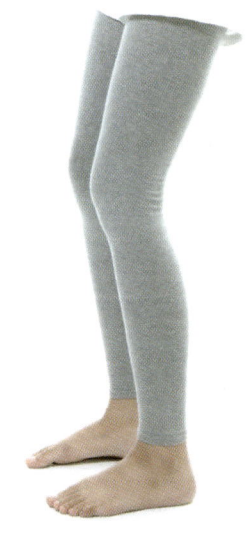

Point!

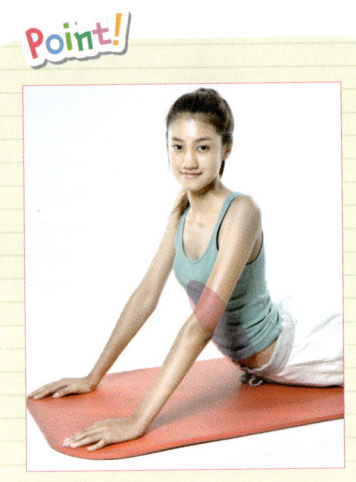

코브라 자세는 척추를 교정하고 복부와 허리를 탄력 있게 한다. 팔의 근력도 강화시킨다.

1 다리를 어깨 너비로 벌리고 서서 무릎을 가볍게 구부린다. 양손을 깍지 끼어 팔을 앞으로 뻗는다. 등을 구부리면서 어깨를 앞으로 잡아당기듯 밀어 준다.
코로 숨을 들이마셨다 입으로 내쉰다. 호흡을 10회 반복한 후 천천히 깍지를 푼다.

사과 모양으로 주먹 쥐고 **팔** 돌리기

▶ 효과 부위: 어깨·등·팔·손목

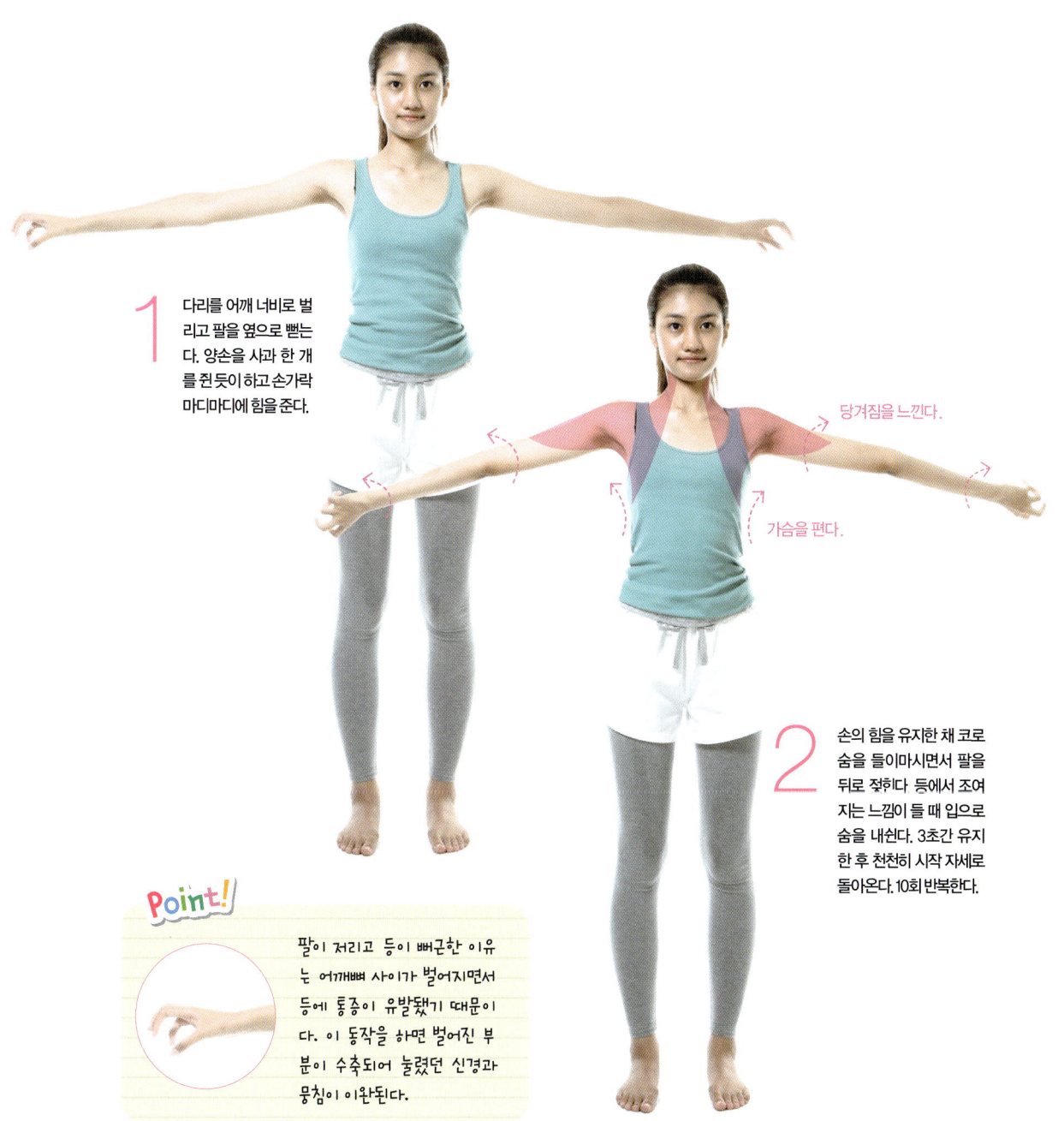

1. 다리를 어깨 너비로 벌리고 팔을 옆으로 뻗는다. 양손을 사과 한 개를 쥔 듯이 하고 손가락 마디마디에 힘을 준다.

당겨짐을 느낀다.

가슴을 편다.

2. 손의 힘을 유지한 채 코로 숨을 들이마시면서 팔을 뒤로 젖힌다. 등에서 조여지는 느낌이 들 때 입으로 숨을 내쉰다. 3초간 유지한 후 천천히 시작 자세로 돌아온다. 10회 반복한다.

Point!

팔이 저리고 등이 뻐근한 이유는 어깨뼈 사이가 벌어지면서 등에 통증이 유발됐기 때문이다. 이 동작을 하면 벌어진 부분이 수축되어 눌렸던 신경과 뭉침이 이완된다.

다리 벌려 **상체** 틀기 ▶ 효과 부위: 상체 · 골반

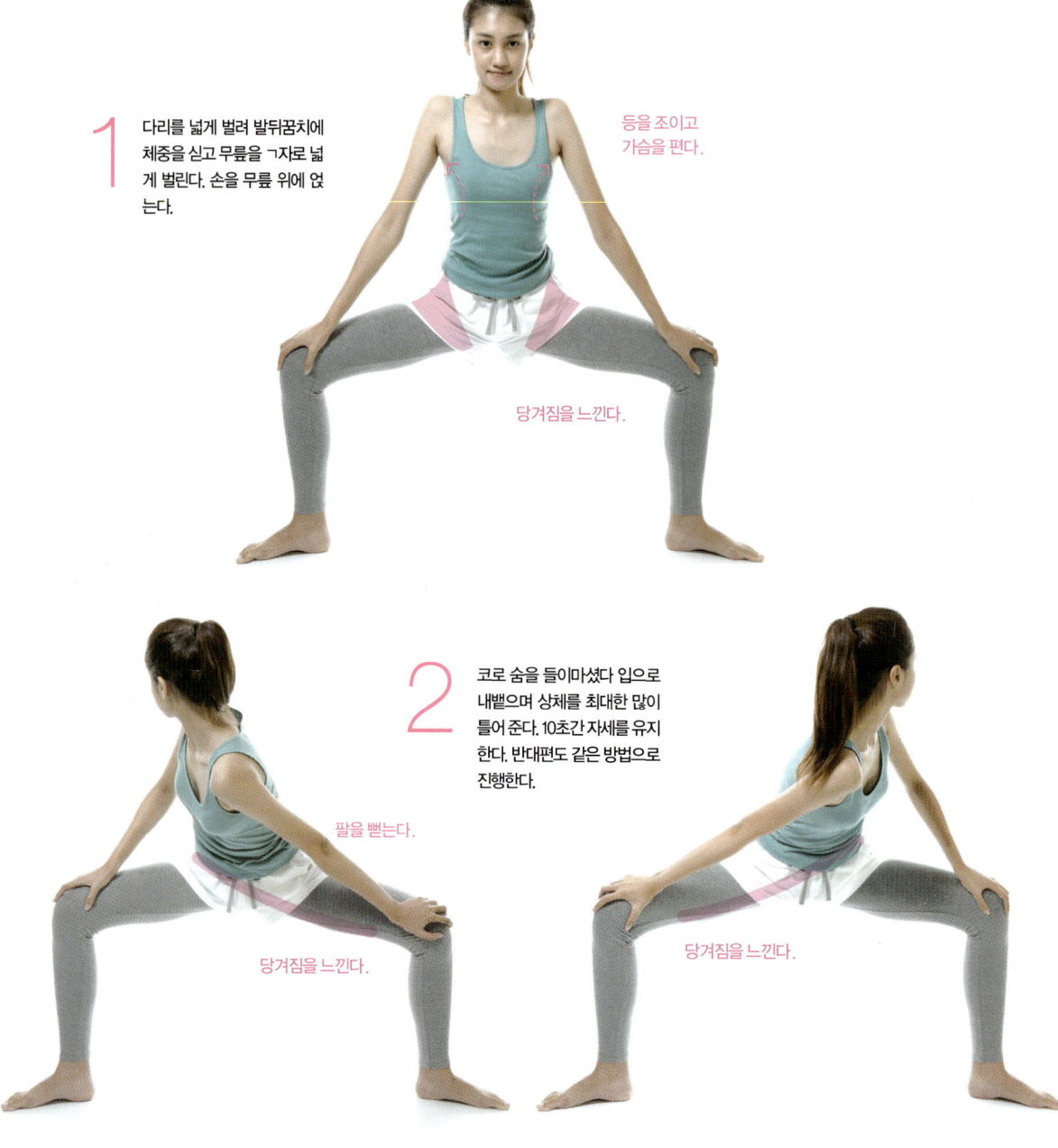

1 다리를 넓게 벌려 발뒤꿈치에 체중을 싣고 무릎을 ㄱ자로 넓게 벌린다. 손을 무릎 위에 얹는다.

등을 조이고 가슴을 편다.

당겨짐을 느낀다.

2 코로 숨을 들이마셨다 입으로 내뱉으며 상체를 최대한 많이 틀어 준다. 10초간 자세를 유지한다. 반대편도 같은 방법으로 진행한다.

팔을 뻗는다.

당겨짐을 느낀다.

당겨짐을 느낀다.

뒷무릎 늘여서 발끝 잡기

▶ 효과 부위: 등 · 골반 · 엉덩이 · 허벅지 · 뒷무릎 · 종아리 · 발목

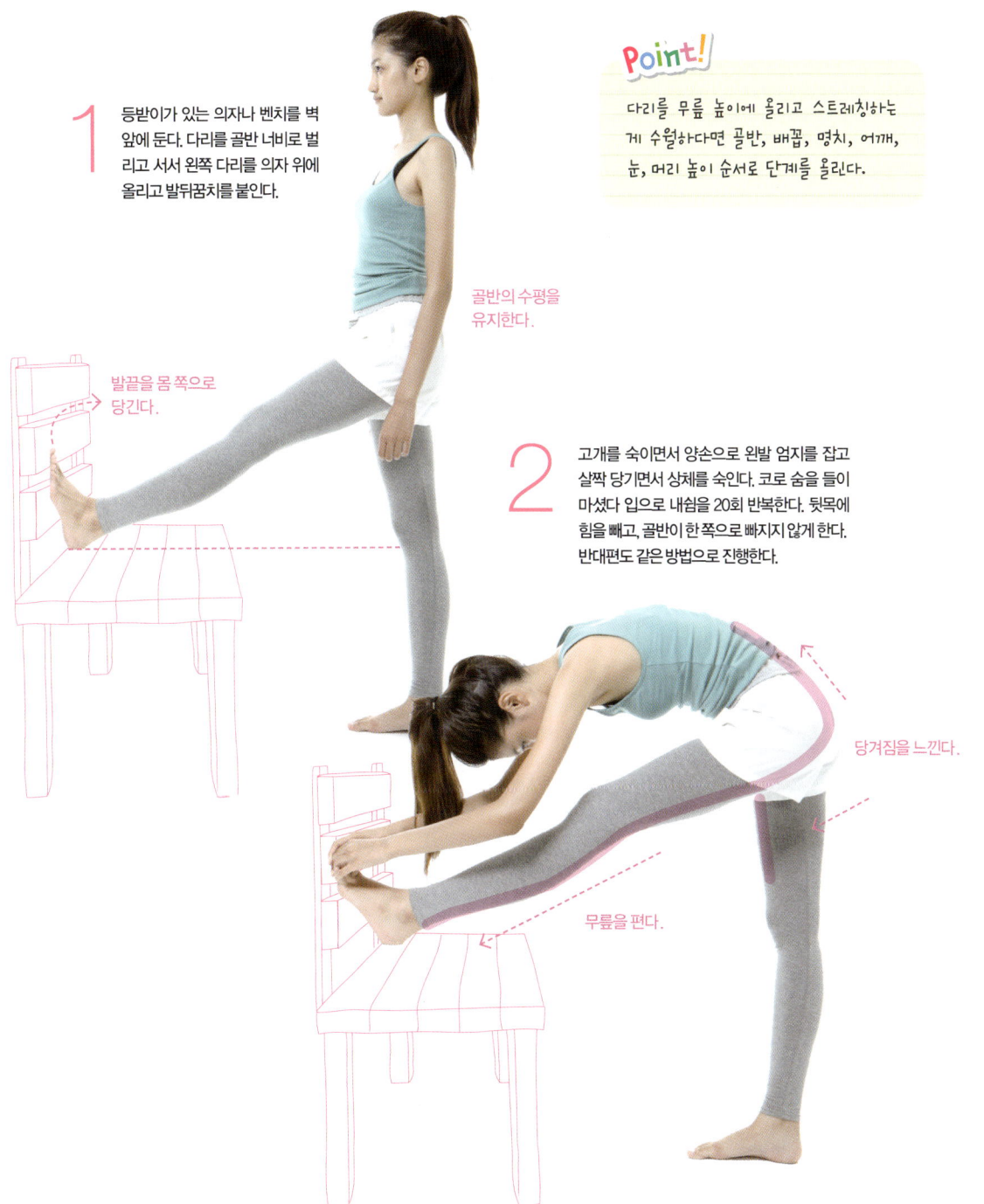

1 등받이가 있는 의자나 벤치를 벽 앞에 둔다. 다리를 골반 너비로 벌리고 서서 왼쪽 다리를 의자 위에 올리고 발뒤꿈치를 붙인다.

Point! 다리를 무릎 높이에 올리고 스트레칭하는 게 수월하다면 골반, 배꼽, 명치, 어깨, 눈, 머리 높이 순서로 단계를 올린다.

발끝을 몸 쪽으로 당긴다.

골반의 수평을 유지한다.

2 고개를 숙이면서 양손으로 왼발 엄지를 잡고 살짝 당기면서 상체를 숙인다. 코로 숨을 들이마셨다 입으로 내쉼을 20회 반복한다. 뒷목에 힘을 빼고, 골반이 한 쪽으로 빠지지 않게 한다. 반대편도 같은 방법으로 진행한다.

당겨짐을 느낀다.

무릎을 편다.

Energy Up Stretching
뒷목의 뻐근함을 풀어 주는 스트레칭

뒷목이 뻐근하면 머리로 통하는 피의 흐름이 막혀 멍한 상태가 된다.
뒷목 스트레칭은 누적된 피로와 스트레스로 묵직해진 뒷목과 어깨를 시원하게 풀어 준다.
숙달될 때까지 강약을 조절하며 진행한다.

거북이 자세로 엉덩이 들기
▶ 효과 부위: 뒷목·등

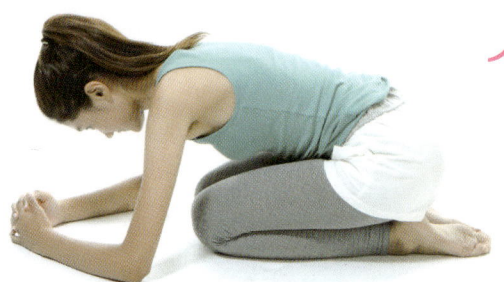

1 무릎을 꿇고 앉는다. 양손을 깍지 껴서 팔꿈치를 바닥에 붙인다.

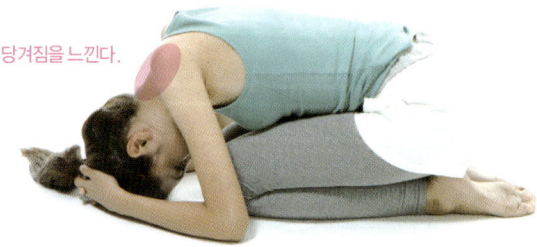

당겨짐을 느낀다.

2 코로 숨을 들이마시면서 뒷목을 말아 손바닥 안에 밀어 넣는다.

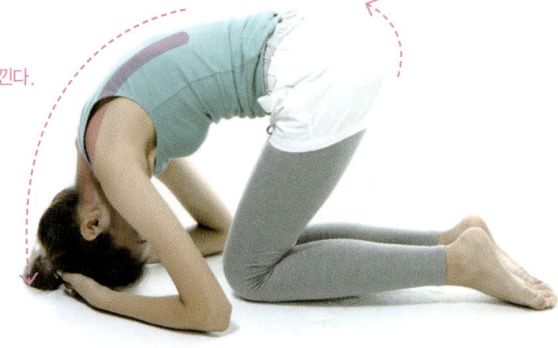

당겨짐을 느낀다.

3 코로 숨을 내쉬면서 엉덩이를 들어 올리고 등과 뒷목 라인을 둥글게 말아 상체를 들어 올린다.

의자 잡고 목 늘이기　▶ 효과 부위: 목

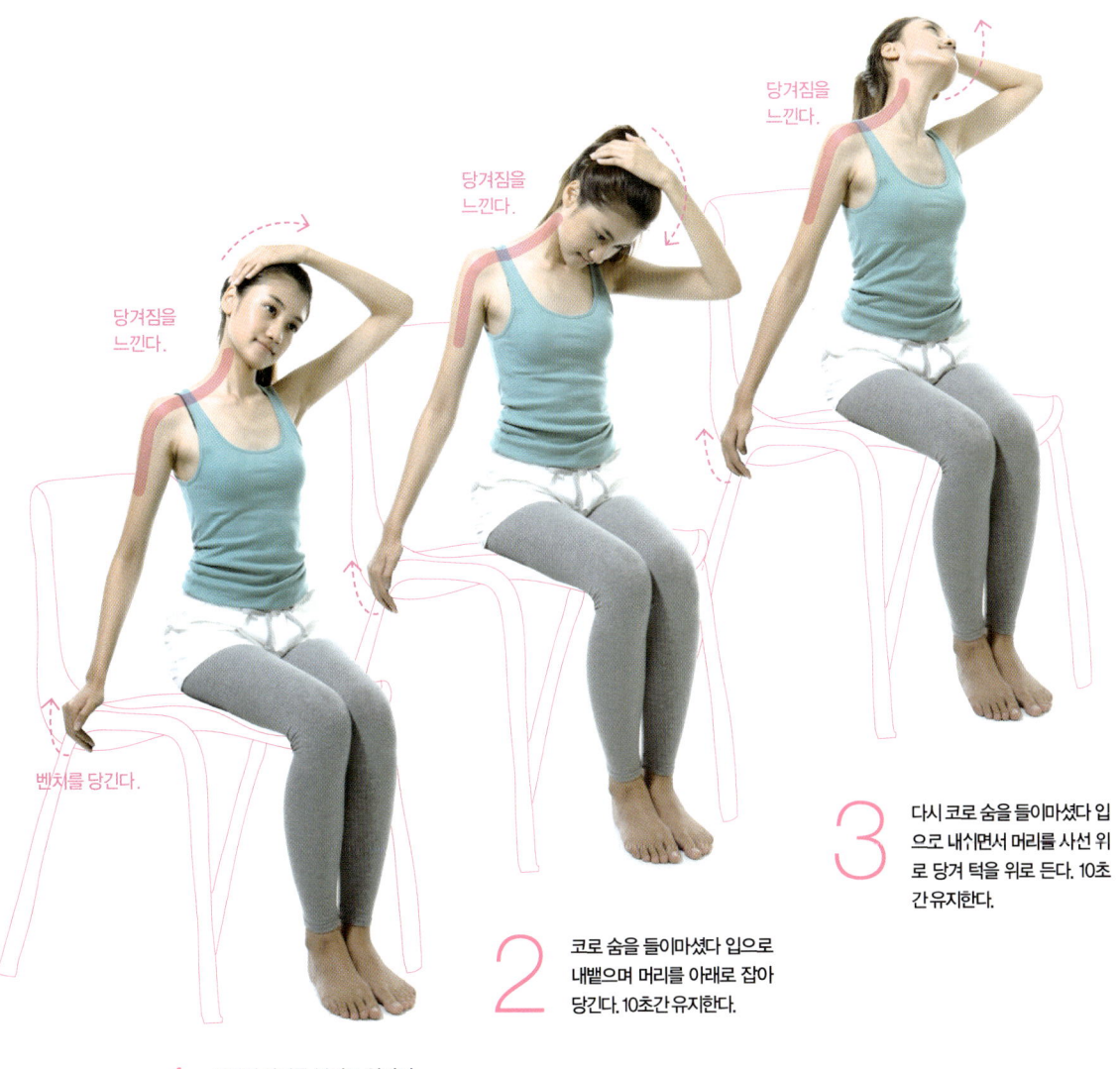

1　의자에 다리를 붙이고 앉아서 오른손으로 의자 끝을 잡는다. 왼손으로 머리를 감싼다.

2　코로 숨을 들이마셨다 입으로 내뱉으며 머리를 아래로 잡아당긴다. 10초간 유지한다.

3　다시 코로 숨을 들이마셨다 입으로 내쉬면서 머리를 사선 위로 당겨 턱을 위로 든다. 10초간 유지한다.

Energy Up Stretching
어깨 결림을 풀어 주는 스트레칭

나쁜 자세나 운동 부족, 스트레스 등이 누적되면 어깨와 목의 근육이 긴장되어 어깨 결림이나 통증으로 나타난다. 관절의 가동 범위를 최대치로 늘려 근육의 끝과 끝을 늘이면 상체의 누적된 피로를 해소할 수 있다.

PNF 패턴 상체 늘이기 ▶ 효과 부위: 상체

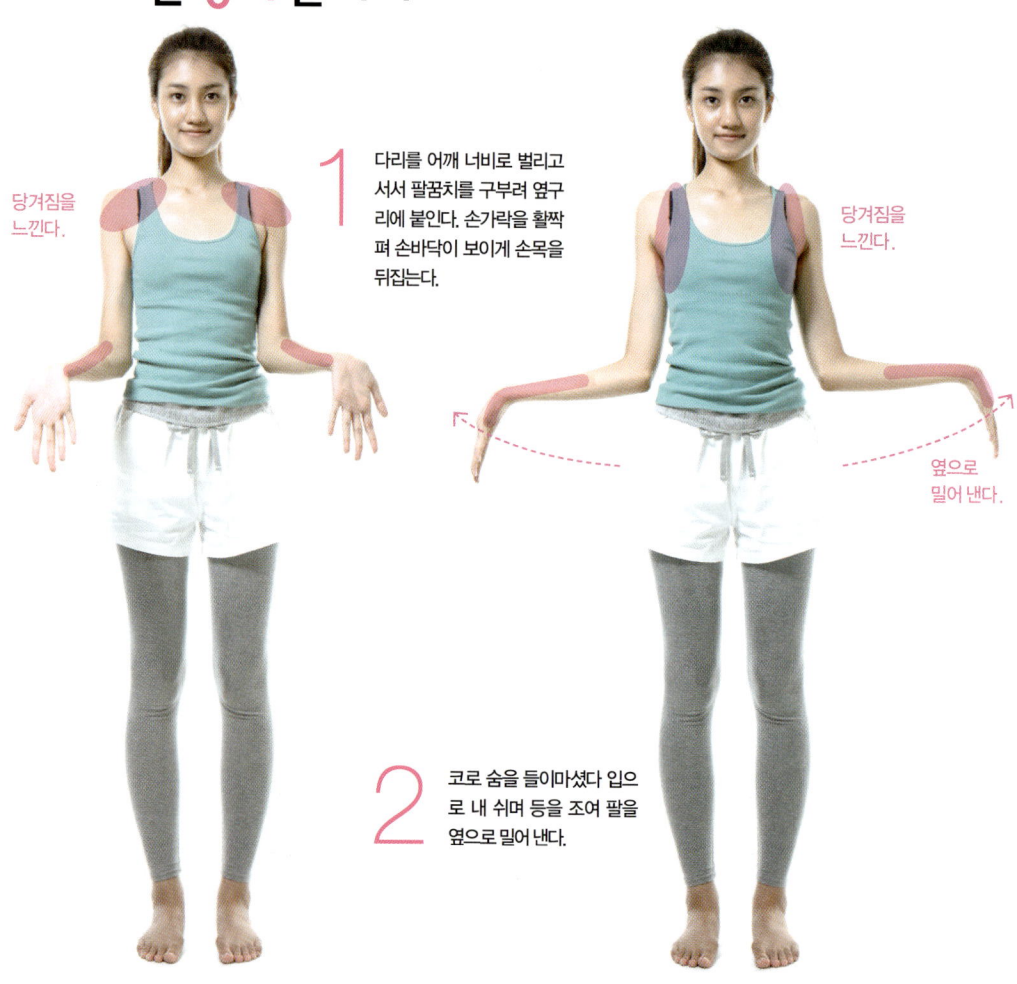

1. 다리를 어깨 너비로 벌리고 서서 팔꿈치를 구부려 옆구리에 붙인다. 손가락을 활짝 펴 손바닥이 보이게 손목을 뒤집는다.

당겨짐을 느낀다.

2. 코로 숨을 들이마셨다 입으로 내 쉬며 등을 조여 팔을 옆으로 밀어 낸다.

당겨짐을 느낀다.

옆으로 밀어 낸다.

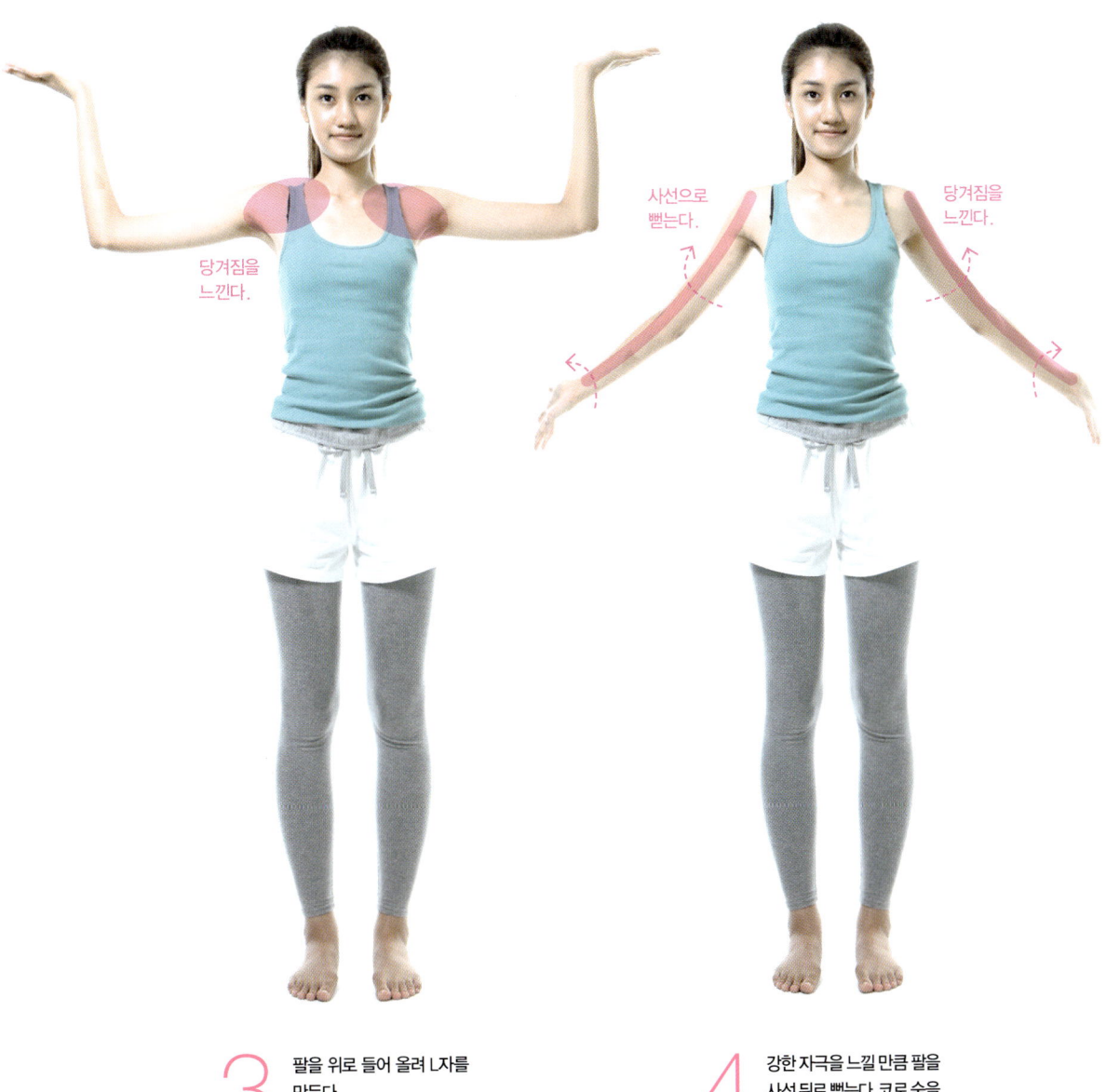

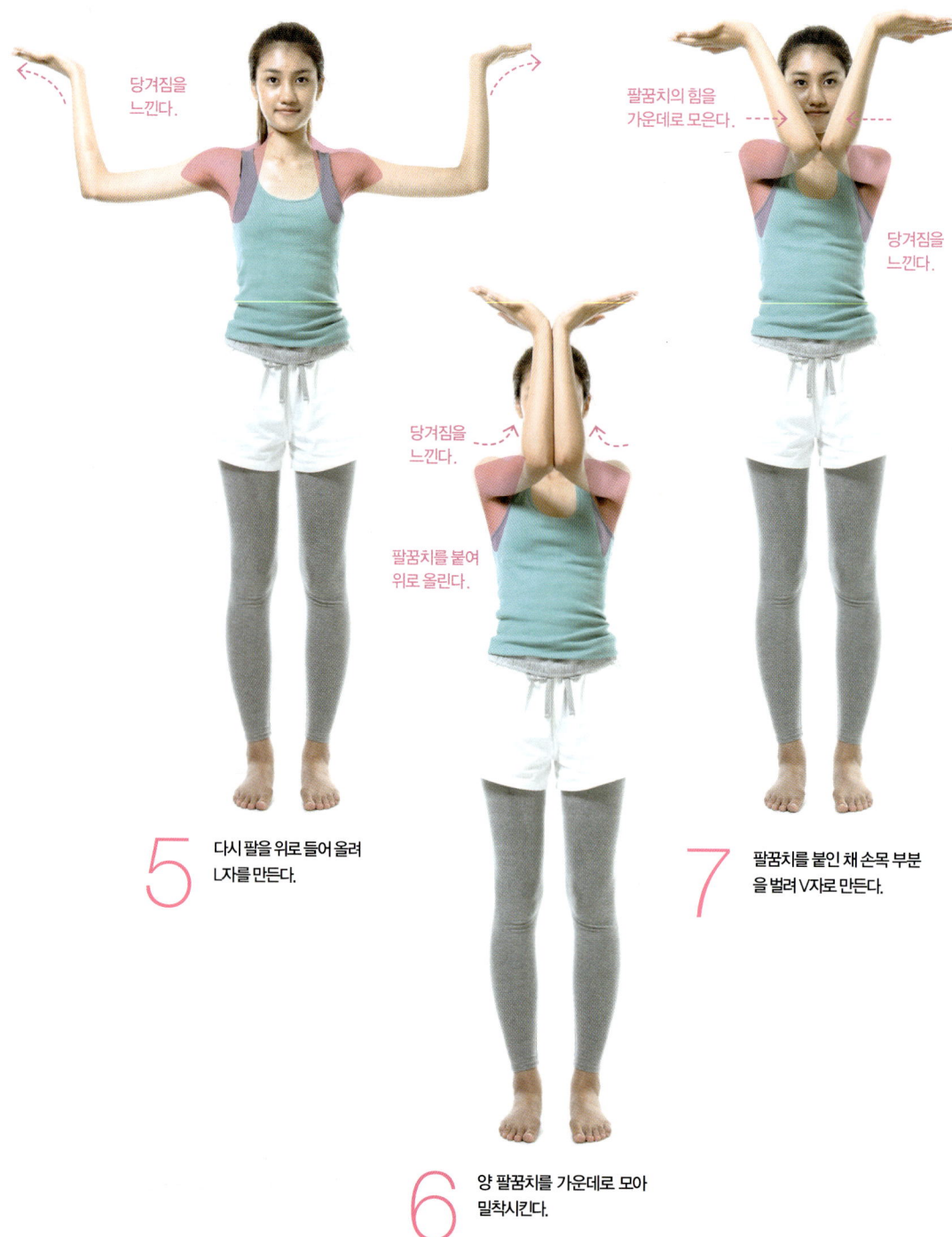

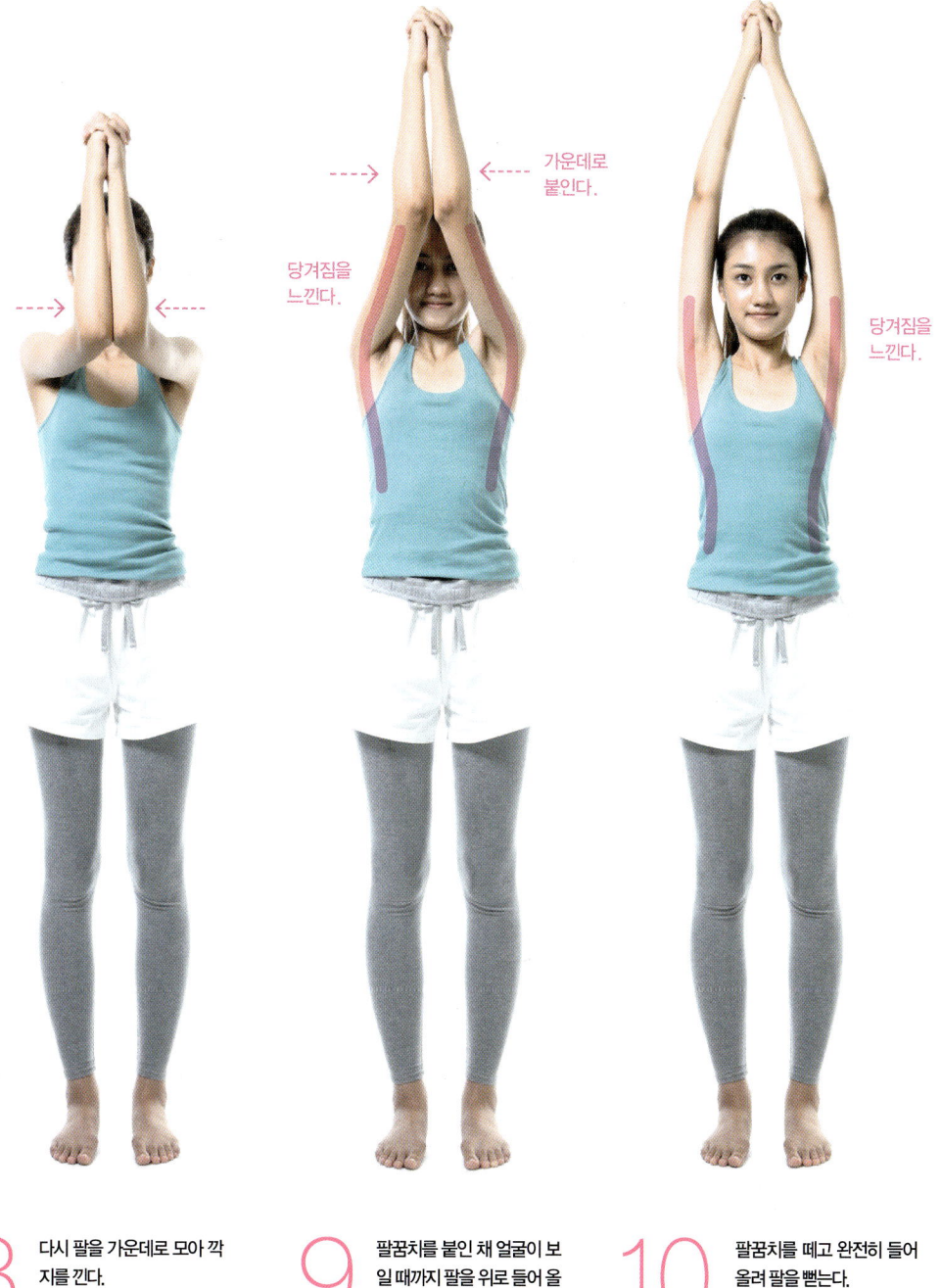

8 다시 팔을 가운데로 모아 깍지를 낀다.

9 팔꿈치를 붙인 채 얼굴이 보일 때까지 팔을 위로 들어 올린다. 10초간 버틴다.

10 팔꿈치를 떼고 완전히 들어 올려 팔을 뻗는다.

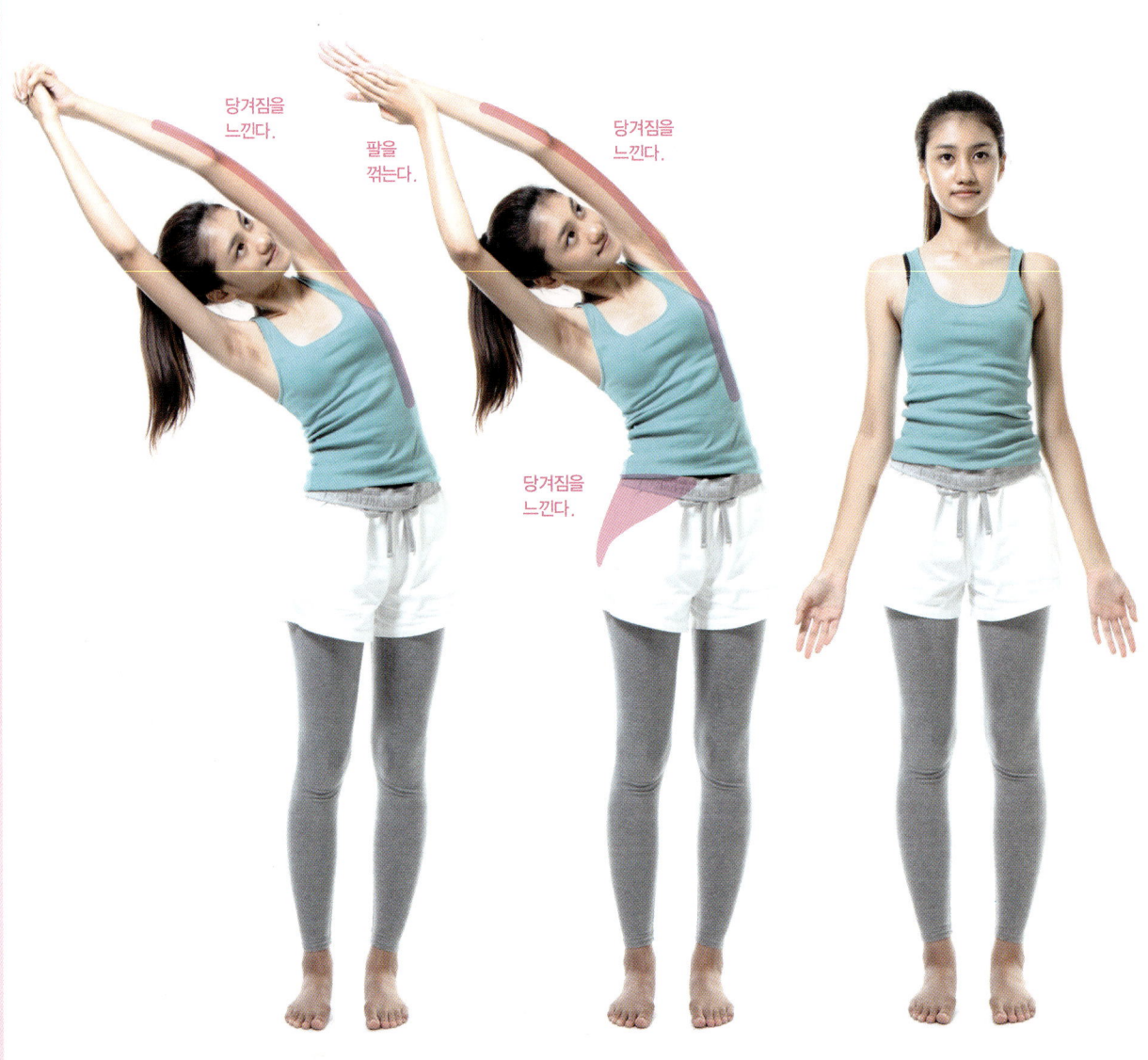

11 코로 숨을 들이마셨다 입으로 내쉬면서 상체를 옆으로 숙인다.

12 양손 깍지를 풀고 손바닥을 서로 슬라이드 시키듯이 왼팔을 더 밀어 준다.

13 팔을 다시 가운데로 모아서 천천히 숨을 고르며 팔을 내린다. 반대편도 같은 방법으로 진행한다.

Energy Up Stretching

허리가 아플 때 하는 스트레칭

에너지 업 스트레칭 4

같은 자세로 오랫동안 앉아 있거나 잘못된 자세로 생활하면 척추를 지탱하고 상체와 하체를 연결하는 중요한 부위인 허리에 무리가 온다. 자세를 바르게 하고 평소에 목, 등허리, 엉덩이 근육을 풀어 주는 스트레칭을 꾸준히 한다.

다리 겹쳐 상체 틀기

▶ 효과 부위: 목 · 등허리 · 엉덩이 · 허벅지 · 종아리

1 다리를 어깨 너비로 벌리고 서서 오른쪽 다리를 왼쪽 다리에 사선으로 걸친다.

2 몸에 힘을 빼고 상체를 숙이면서 손가락 끝을 바닥에 붙인다. 코로 숨을 들이마셨다 입으로 내쉬면서 자세를 유지한다.

3 다시 호흡하면서 상체를 오른쪽으로 비튼다. 10초간 호흡한 후 천천히 2번 자세로 돌아온다. 반대편도 같은 방법으로 진행한다.

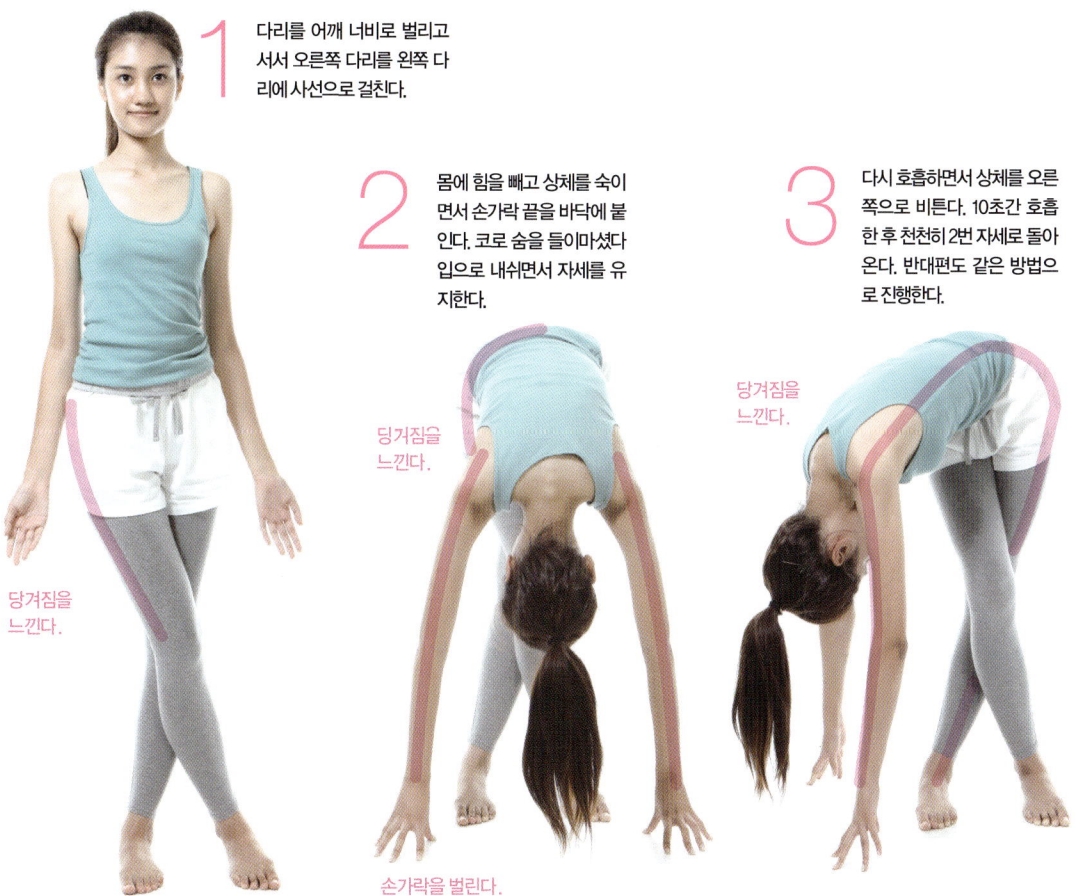

당겨짐을 느낀다.

당겨짐을 느낀다.

당겨짐을 느낀다.

손가락을 벌린다.

Energy Up Stretching
눈의 피로를 풀어 주는 스트레칭

자신도 모르게 찾아오는 편두통은 대부분 근막통증증후근으로 눈의 피로와 불안정한 자세가 원인이다. 측두근 마사지를 하면 눈의 피로는 물론 편두통까지 해소할 수 있다.

측두근 돌리기 ▶ 효과 부위: 편두통·눈

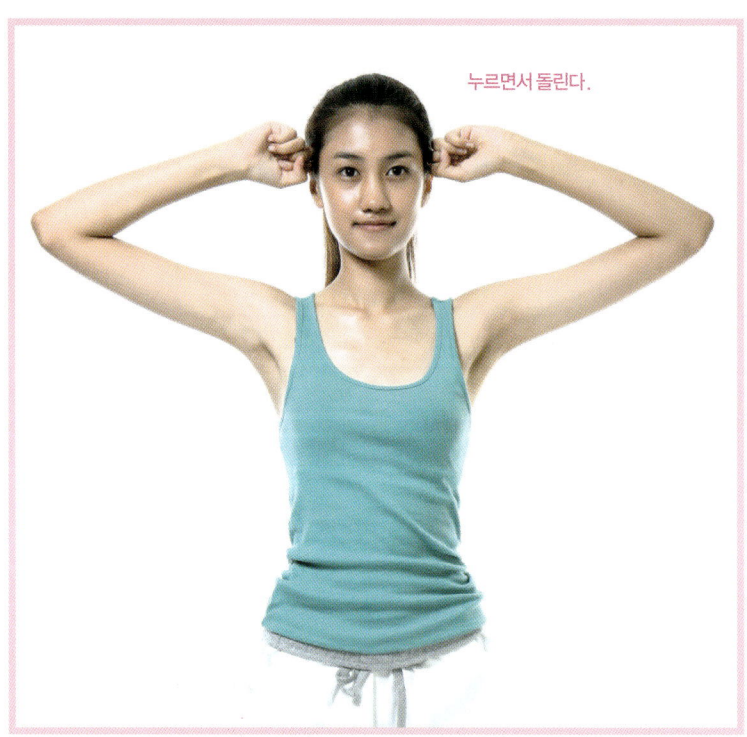

누르면서 돌린다.

1 주먹을 쥐고 손가락 가운데 마디로 귀 바로 위쪽인 측두근을 지그시 누른다. 코로 숨을 깊게 들이마시고 입으로 내쉰다. 뒤로 10번, 앞으로 10번 돌린다. 3회 반복한다.

Point!
머리가 맑아지는 스트레칭으로 급성 편두통이나, 장시간 PC 사용, 졸음 운전이나 집중이 되지 않을 때 하면 효과적이다.

뒷목 누르기 ▶ 효과 부위: 머리 맑아짐

에너지 업 스트레칭 5

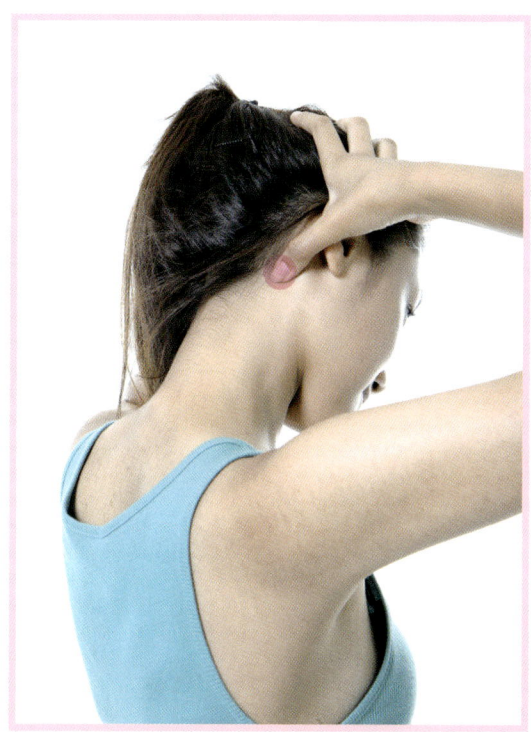

1 양쪽 엄지손가락으로 두판상근과 흉쇄유돌근 끝 지점(튀어나온 뼈 아래 움푹 들어간 곳)을 5초간 누른다. 이때 눈을 감고 코로 숨을 들이마셨다 입으로 내쉰다. 압통을 느끼며 뒷목과 머리가 가벼워진다. 5초간 누른 후 엄지손가락을 이용해 뒤로 10회 회전한다.

Point!

귀, 뒷목 등 평소 잘 사용하지 않는 근육을 손가락으로 자극함으로써 혈액 순환을 좋게 하여 눈의 피로 해소는 물론 뇌의 활동도 돕는다. 대뇌 세포를 활성화하는 손발의 근육을 사용하면 신체 움직임이 원활해져서 뇌를 깨울 수 있다.

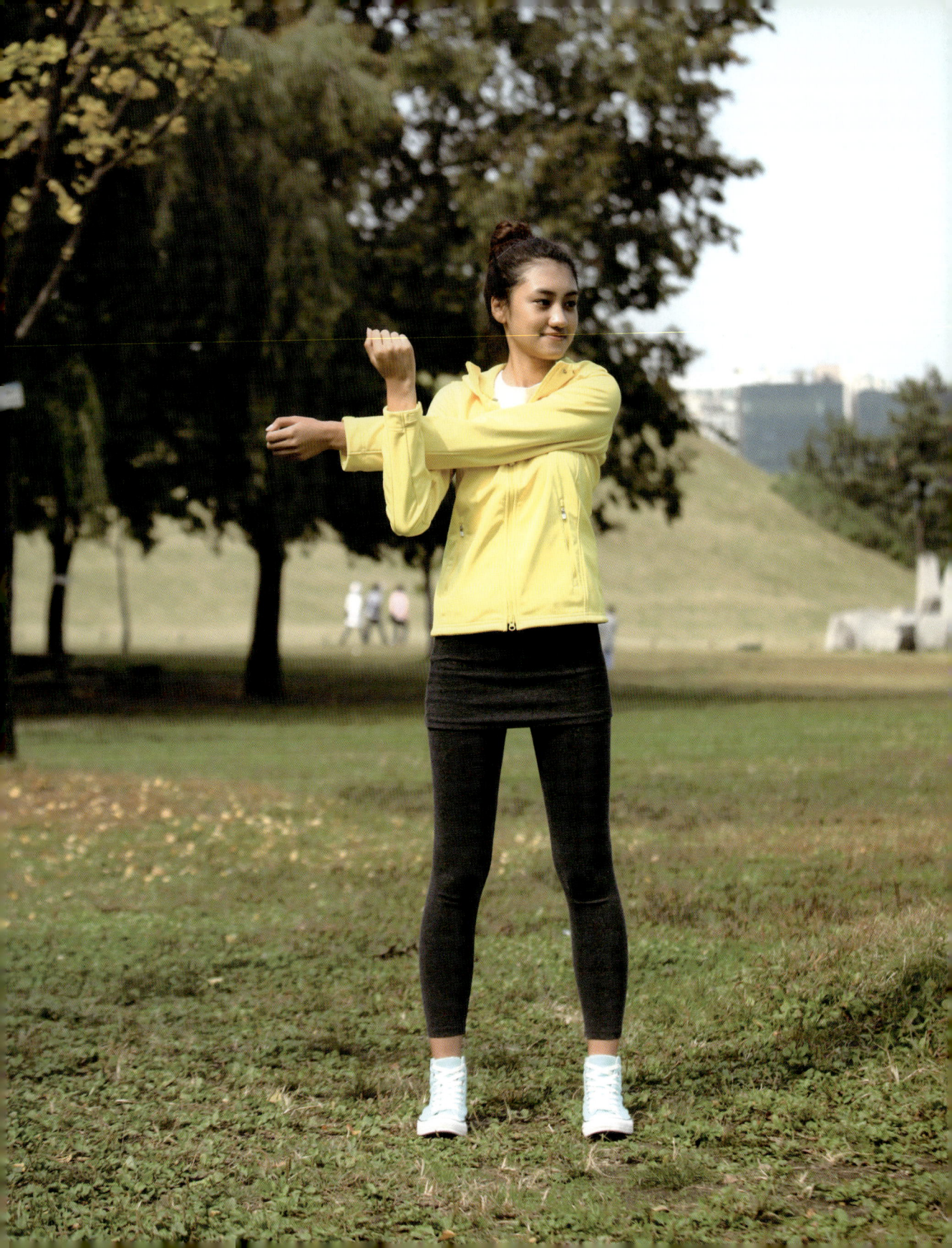

05 PART
Diet Stretching

다이어트 스트레칭

요요 없는 다이어트를 하기 위해서는 혈액 순환과 지방 분해를 돕는 스트레칭을 꾸준히 해야 지방을 탄력 있는 근육으로 바꿔 매끈한 몸매를 만들 수 있다.

Diet Stretching
변비 탈출 스트레칭

배변을 잘 보지 못하면 체내에 숙변이 쌓여 복부, 엉덩이, 허벅지 등에 '부분 비만'이 유발된다. 또한 변이 체내에 오래 머무르면 장 안에서 변의 부패가 진행되어 유해 물질이 발생하고 이로 인해 피부 트러블도 일어난다. 복부 대사를 원활하게 하는 스트레칭을 꾸준히 하면 혈액순환을 도와 변비를 해소할 수 있다.

바다사자 자세로 상체 올리기 ▶ 효과 부위: 대장

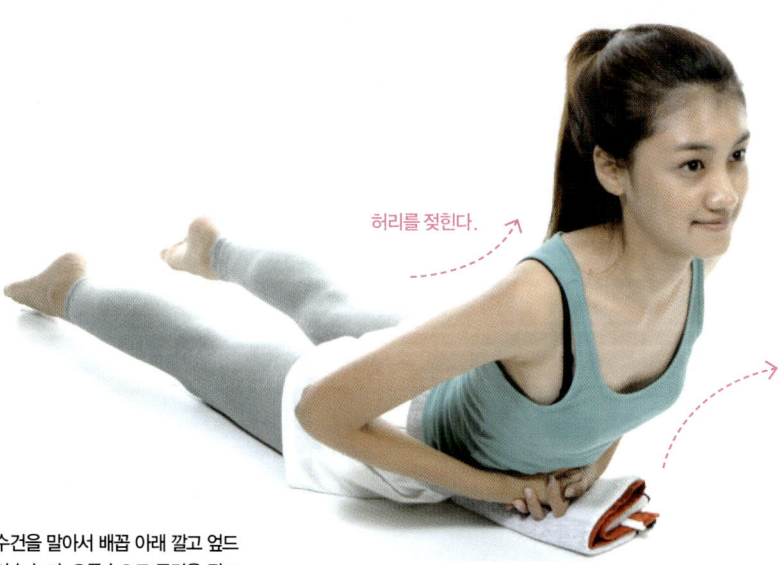

허리를 젖힌다.

1 수건을 말아서 배꼽 아래 깔고 엎드려 눕는다. 오른손으로 주먹을 쥐고 왼손으로 주먹 쥔 손을 감싸 배꼽 아래에 놓는다.
코로 숨을 들이마시면서 허리와 엉덩이에 힘을 줘 상체를 들어 올린다. 입으로 숨을 내뱉으면서 5초간 버틴 후 상체를 천천히 내린다. 호흡하면서 몸의 긴장을 푼다. 3회 반복한다.

Point!
복부에 조임과 압박을 동시에 주어 오장육부에 긴장과 힘이 교차된다. 스트레스로 인한 긴장과 불규칙한 식습관으로 팽팽했던 대장이 마사지를 받듯이 시원함과 편안함을 느낄 수 있다.

누워서 허리 붙이기 ▶ 효과 부위: 복부·허리

다이어트 스트레칭 1

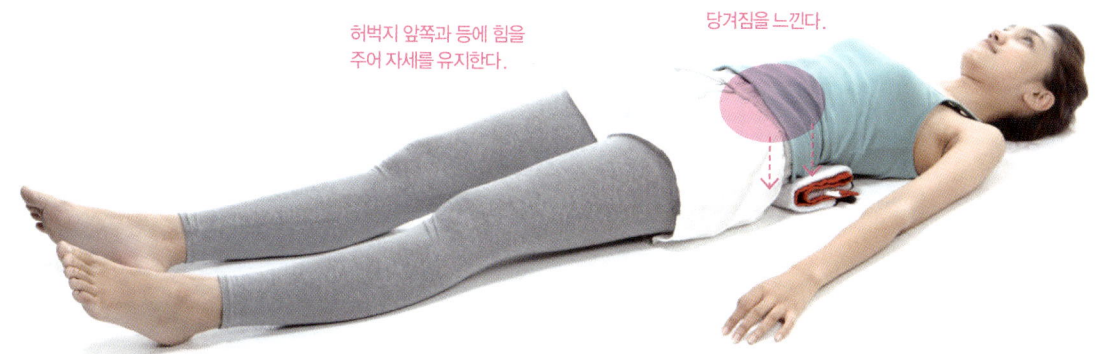

허벅지 앞쪽과 등에 힘을 주어 자세를 유지한다.

당겨짐을 느낀다.

허리가 바닥에 붙지 않으면 발끝을 당겨 허벅지 앞쪽을 긴장시킨다. 복부에 긴장감이 더해진다.

1 바닥에 누워서 등에 수건을 말아 넣는다. 코로 숨을 들이마셨다 입으로 내뱉으면서 허리 사이에 있는 수건을 누른다. 5분간 허리로 수건을 누르며 심호흡한다.

Point!

변비를 완화시키기 위해서는 올바른 배변 습관이 중요하다. 우리 몸은 아침에 일어났을 때, 식사 후 자동적으로 대변을 내보내려고 대장 운동을 한다. 하루 1~2번씩 정해진 시간에 배변을 꾸준히 유도하면 변비 해소에 도움이 된다.
또한 물과 사과, 미역 등 식이섬유가 풍부한 식품을 많이 섭취한다. 특히 아침에 마시는 한 잔의 물은 장에 잘 도달되어 장을 자극해 변통을 재촉한다.

Diet Stretching
매끈한 하체 라인 스트레칭

엉덩이, 허벅지 등 하체에는 근육 사이사이에 지방이 있어서 살을 빼기가 쉽지 않다. 그래서 하체 살을 뺄 때는 혈액 순환과 지방 분해를 돕는 스트레칭을 꾸준히 해야 지방을 탄력 있는 근육으로 바꿔 매끈한 몸매를 만들 수 있다.

하늘 바라기 자세

▶ 효과 부위: 등 · 다리

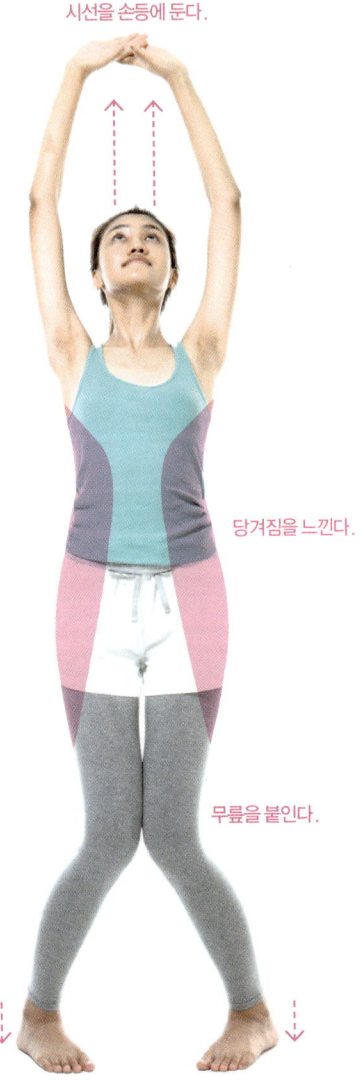

시선을 손등에 둔다.

당겨짐을 느낀다.

무릎을 붙인다.

1. 다리를 어깨 너비로 벌리고 서서 안짱다리를 한다. 양팔을 머리 위로 뻗고 코로 숨을 깊게 들이마셨다 입으로 내쉰다. 1분간 반복한다.

Point!
매일 반복해야 허벅지 안쪽과 골반 옆 라인에 탄력이 생긴다.

허벅지 뒤쪽 늘이기 ▶ 효과 부위: 등허리·허벅지 뒤쪽

다이어트 스트레칭 2

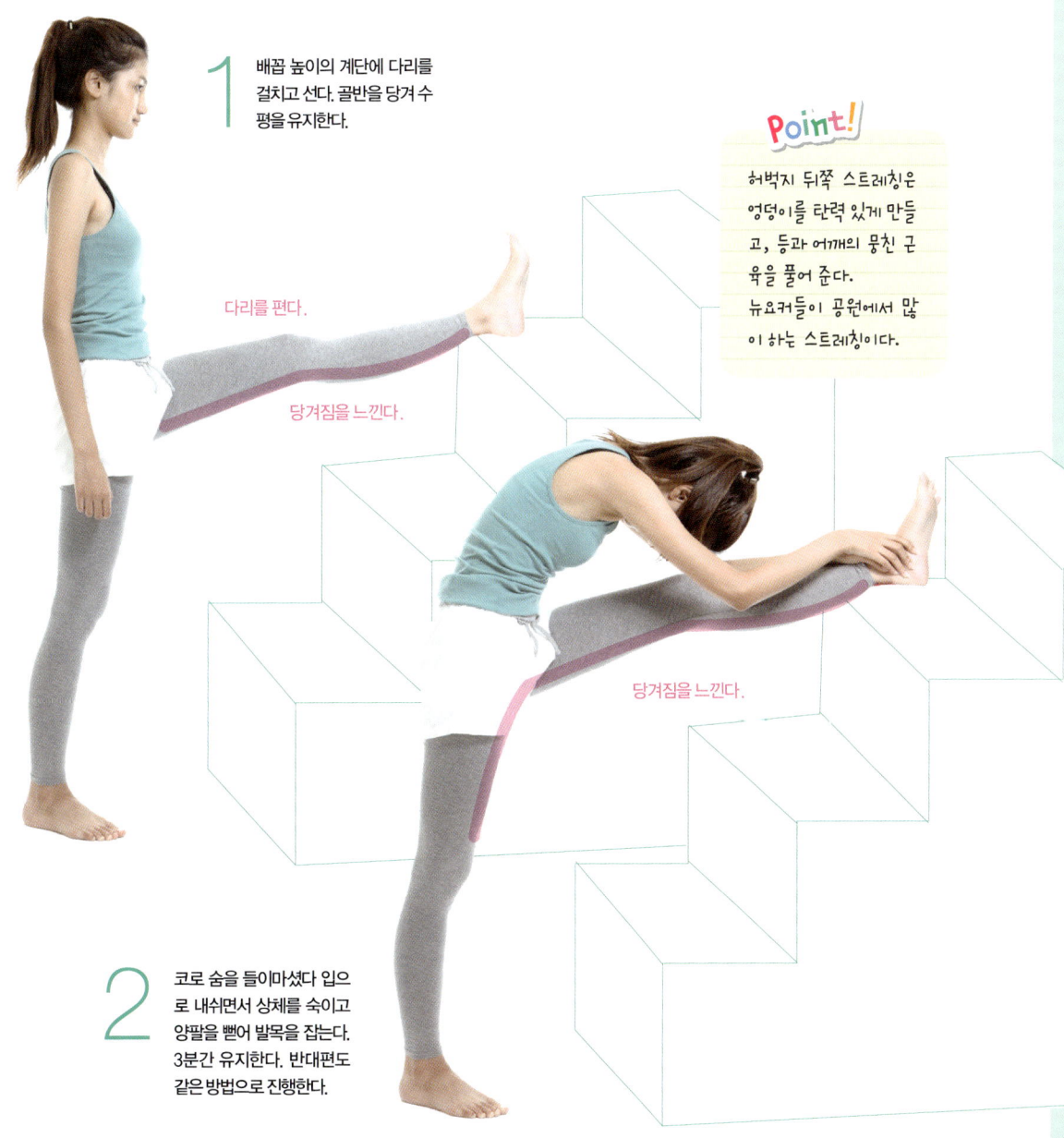

1 배꼽 높이의 계단에 다리를 걸치고 선다. 골반을 당겨 수평을 유지한다.

다리를 편다.
당겨짐을 느낀다.

Point!
허벅지 뒤쪽 스트레칭은 엉덩이를 탄력 있게 만들고, 등과 어깨의 뭉친 근육을 풀어 준다. 뉴요커들이 공원에서 많이 하는 스트레칭이다.

2 코로 숨을 들이마셨다 입으로 내쉬면서 상체를 숙이고 양팔을 뻗어 발목을 잡는다. 3분간 유지한다. 반대편도 같은 방법으로 진행한다.

당겨짐을 느낀다.

Diet Stretching
뱃살 제로 스트레칭

뱃살을 뺀다고 무리하게 윗몸 일으키기를 했다가 뒷목과 허리가 아팠던 경험이 있을 것이다.
뱃살을 뺄 때는 복부에만 집중할 게 아니라 허벅지 앞쪽과 허리를 동시에 단련해야 효과를 볼 수 있다.
약한 허리를 강화하고 허벅지 앞쪽을 탄력 있게 만드는 스트레칭을 꾸준히 하면 복부를 강화할 수 있다.

다리 붙였다 들기
▶ 효과 부위: 복부 · 허벅지 안쪽

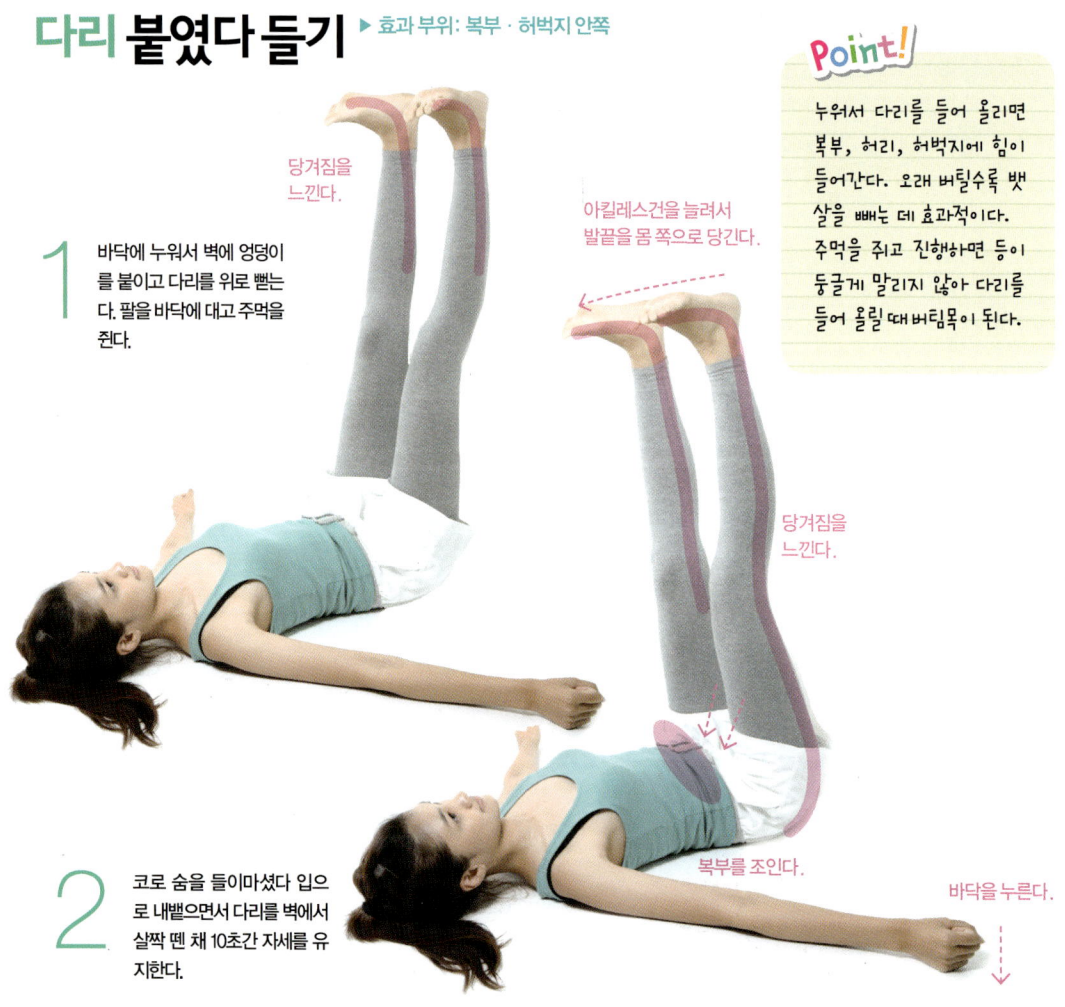

당겨짐을 느낀다.

아킬레스건을 늘려서 발끝을 몸 쪽으로 당긴다.

Point!
누워서 다리를 들어 올리면 복부, 허리, 허벅지에 힘이 들어간다. 오래 버틸수록 뱃살을 빼는 데 효과적이다. 주먹을 쥐고 진행하면 등이 둥글게 말리지 않아 다리를 들어 올릴 때 버팀목이 된다.

1 바닥에 누워서 벽에 엉덩이를 붙이고 다리를 위로 뻗는다. 팔을 바닥에 대고 주먹을 쥔다.

당겨짐을 느낀다.

2 코로 숨을 들이마셨다 입으로 내뱉으면서 다리를 벽에서 살짝 뗀 채 10초간 자세를 유지한다.

복부를 조인다.

바닥을 누른다.

엎드려 허리 젖히기

▶ 효과 부위: 복부 · 가슴 · 등허리 · 허벅지 앞쪽

다이어트 스트레칭 3

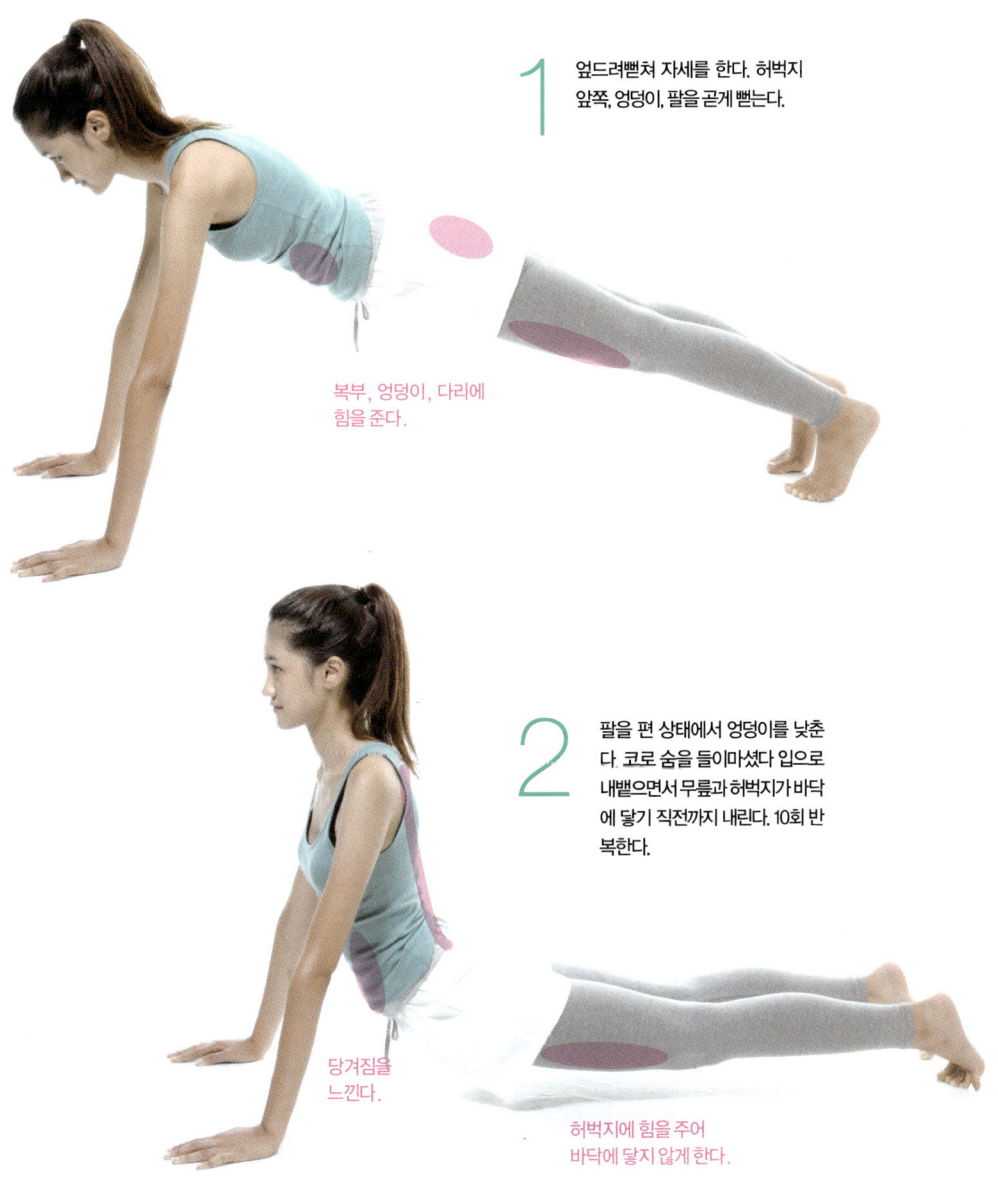

1 엎드려뻗쳐 자세를 한다. 허벅지 앞쪽, 엉덩이, 팔을 곧게 뻗는다.

복부, 엉덩이, 다리에 힘을 준다.

2 팔을 편 상태에서 엉덩이를 낮춘다. 코로 숨을 들이마셨다 입으로 내뱉으면서 무릎과 허벅지가 바닥에 닿기 직전까지 내린다. 10회 반복한다.

당겨짐을 느낀다.

허벅지에 힘을 주어 바닥에 닿지 않게 한다.

Diet Stretching
S라인 스트레칭

허리 살을 빼기 위해 가장 좋은 운동은 걷기, 달리기, 줄넘기 등의 강도 높은 유산소 운동이다. 그러나 허리가 유연하지 않은 사람이 무리하게 유산소 운동을 하면 허리에 무리가 갈 수 있으니 먼저 스트레칭으로 허리를 유연하게 한다.

몸 앞뒤로 흔들기
▶ 효과 부위: 허리 · 등

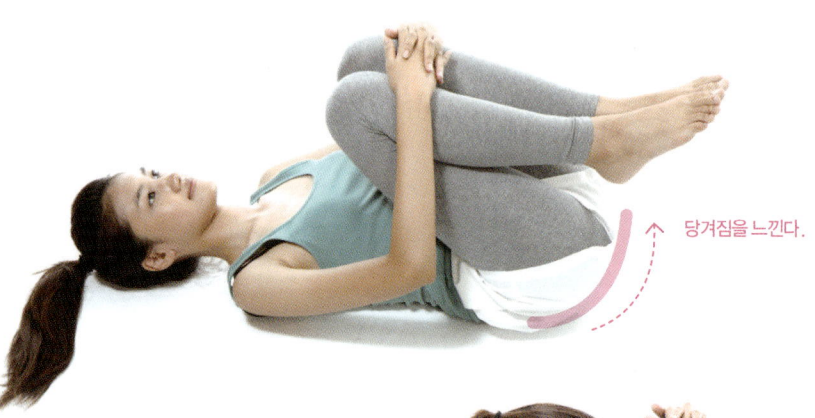

당겨짐을 느낀다.

1. 바닥에 누워서 양손을 깍지 끼며 양쪽 무릎을 감싸 안는다.

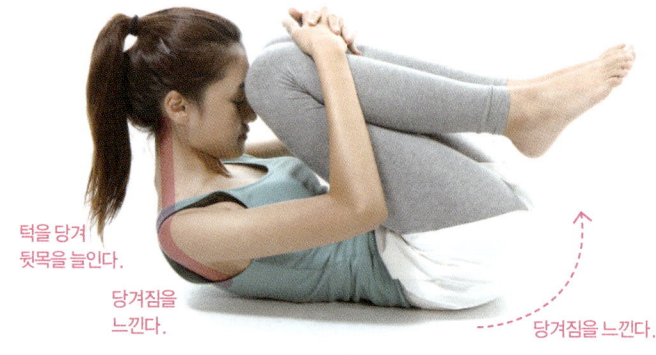

턱을 당겨 뒷목을 늘인다.
당겨짐을 느낀다.
당겨짐을 느낀다.

2. 코로 숨을 들이마셨다 입으로 내뱉으면서 팔로 무릎을 당기고 고개를 숙여 이마를 무릎에 댄다. 등이 둥글게 말리면 반동을 주어 앞뒤로 흔든다. 30초에서 1분간 진행한다.

Point!
몸을 굴리는 동안 몸이 한쪽으로 돌아가거나 위치 이동을 한다면 골반과 척추의 균형이 맞지 않아서이다.

무릎 잡고 몸 비틀기
▶ 효과 부위: 팔뚝 · 종아리

1 팔을 옆으로 뻗고 눕는다. 고개를 왼쪽으로 돌리면서 왼손으로 오른쪽 무릎을 잡고 바닥을 향해 당겨 내린다. 무릎이 바닥에 닿으면 코로 숨을 짧게 들이마셨다 입으로 깊게 내쉰다. 5회 반복한다.

당겨 내릴 때 시선을 손끝에 둔다.

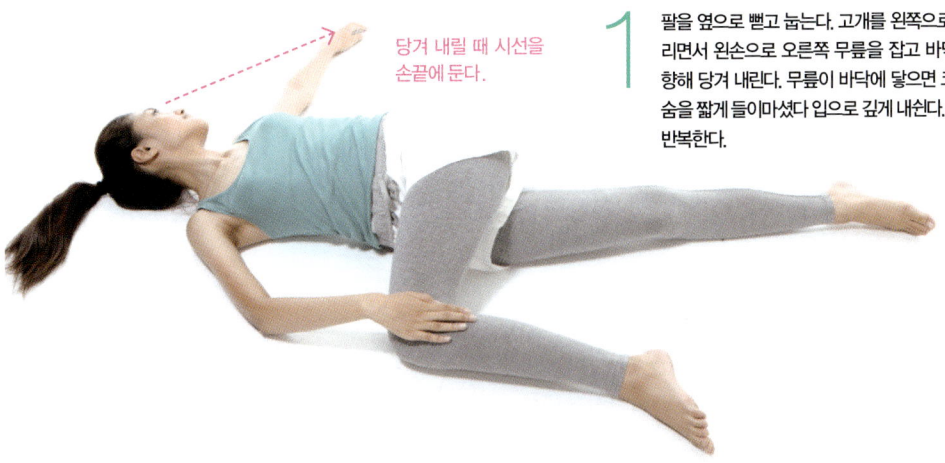

무릎 허벅지에 걸쳐 당기기
▶ 효과 부위: 팔뚝 · 종아리

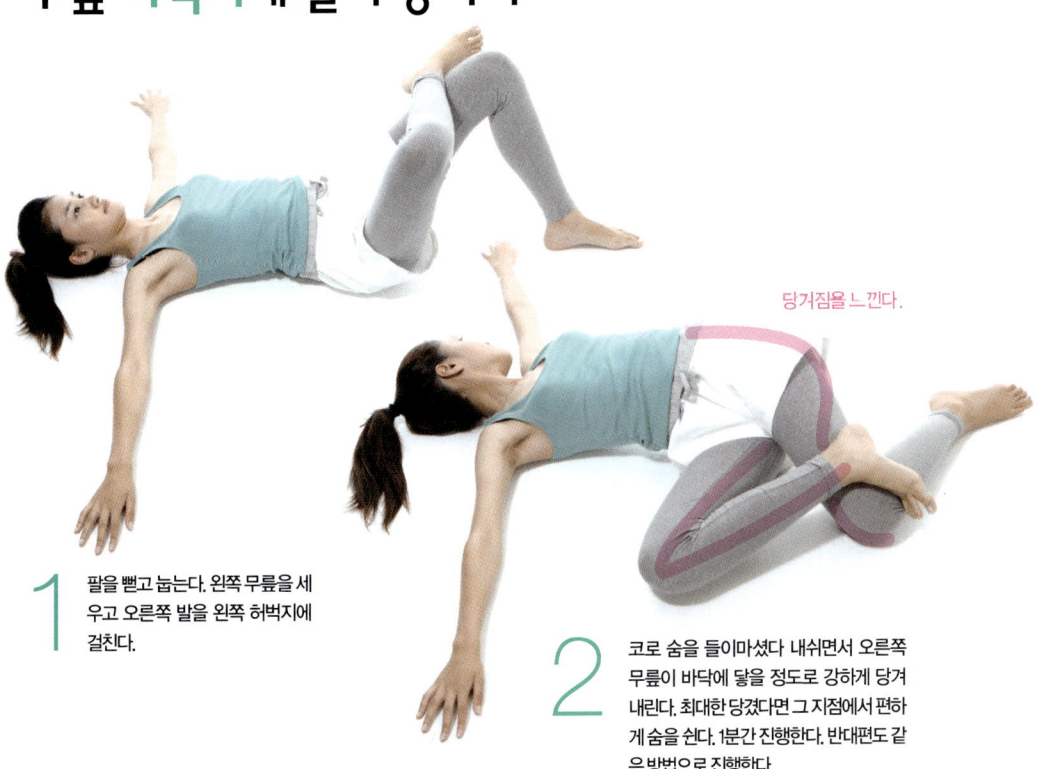

1 팔을 뻗고 눕는다. 왼쪽 무릎을 세우고 오른쪽 발을 왼쪽 허벅지에 걸친다.

당겨짐을 느낀다.

2 코로 숨을 들이마셨다 내쉬면서 오른쪽 무릎이 바닥에 닿을 정도로 강하게 당겨 내린다. 최대한 당겼다면 그 지점에서 편하게 숨을 쉰다. 1분간 진행한다. 반대편도 같은 방법으로 진행한다.

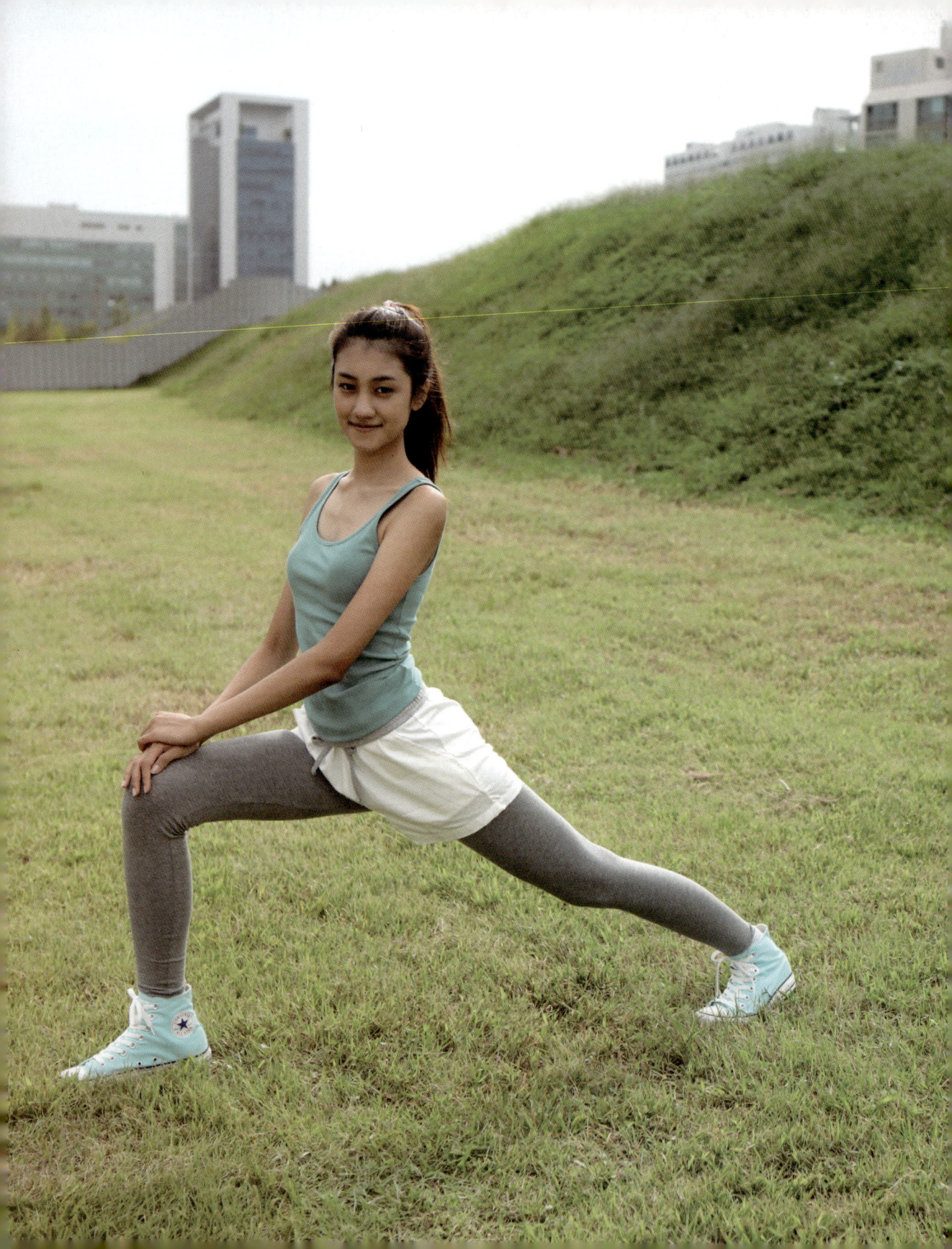

06 PART
Dynamic Stretching 다이내믹 스트레칭

다이내믹 스트레칭이란 우리가 흔히 하는 정적인 스트레칭과 달리 끊임없이 몸을 움직이며 진행하는 운동이다. 동적 스트레칭이라고도 한다. 자연스럽게 신체를 움직임으로써 각 부위의 관절을 구부리거나 회전시키는 등의 움직임을 반복한다. 스포츠 경기 전, 다이어트, 등산 등 모든 운동을 시작하기 전에 가볍게 진행한다.

Dynamic Basic Stretching
다이내믹 베이식 스트레칭

본격적인 다이내믹 리듬 스트레칭을 진행하기 전에 몸의 각 근육을 이완시켜 주는 준비 운동 개념의 스트레칭이다. 베이식 스트레칭 후 다이내믹 리듬 스트레칭을 하면 근육이 이완되어 좀 더 정확한 동작을 할 수 있다.

몸통 늘이기 ▶ 효과 부위: 전신

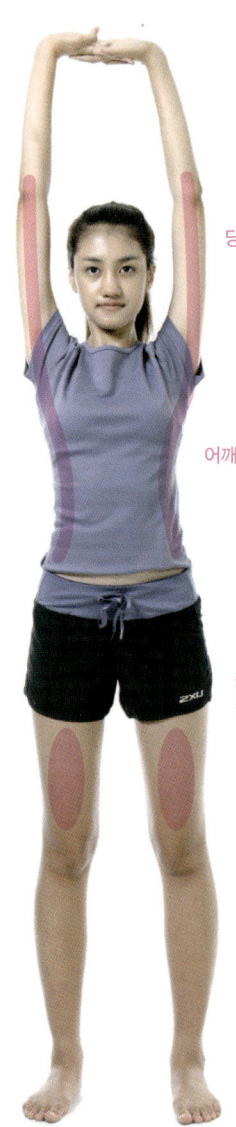

1. 다리를 어깨 너비로 벌리고 선다. 코로 숨을 들이마셨다 입으로 내뱉으면서 기지개를 펴듯이 온몸을 쭉쭉 늘인다.

- 당겨짐을 느낀다.
- 어깨, 등허리를 편다.
- 허벅지 앞쪽에 힘을 준다.

Point!
사무실에서 쉽게 할 수 있는 스트레칭으로 졸음이 올 때 하면 좋다. 평소 손발이 저리거나 소화가 잘되지 않는 사람은 하루 3번 이상 한다.

몸통 옆으로 늘이기 ▶ 효과 부위: 전신

> **다이내믹 스트레칭 1**

> **Point!**
> 어깨가 쇄골뼈보다 높게 올라 온 사람에게 권하는 동작이다. 옆구리와 가슴 밑에 있는 전거근이란 부위를 늘려줌으로써 등을 편하게 해 주는 스트레칭 이다.

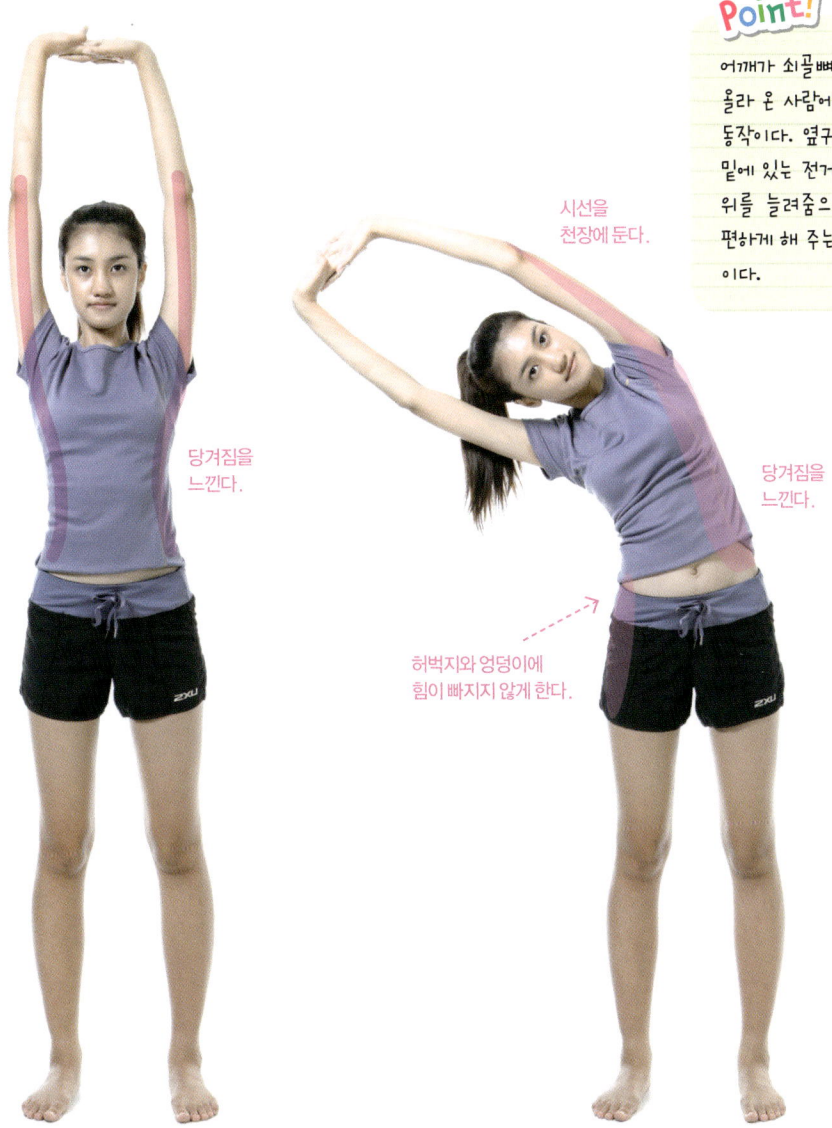

시선을 천장에 둔다.

당겨짐을 느낀다.

당겨짐을 느낀다.

허벅지와 엉덩이에 힘이 빠지지 않게 한다.

1 다리를 어깨 너비로 벌리고 선다. 코로 숨을 들이마셨다 입으로 내뱉으면서 기지개를 펴듯이 온몸을 쭉쭉 늘인다.

2 호흡하면서 몸통을 오른쪽으로 늘인다. 3초간 숨을 내뱉었다가 다시 들이마신 후 시작 자세로 돌아온다. 반대편도 같은 방법으로 진행한다.

팔 뒤쪽 늘이기 ▶ 효과 부위: 가슴 · 팔

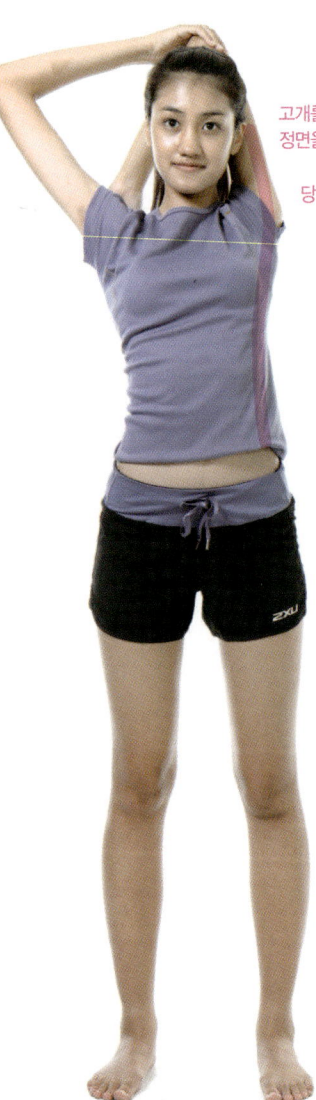

고개를 숙이지 말고 정면을 본다.

당겨짐을 느낀다.

Point!

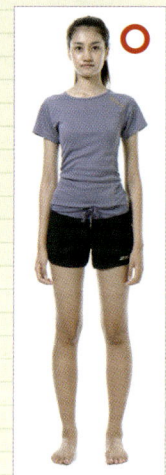

앞에서 봤을 때 ▶ 오른쪽과 왼쪽 다리의 균형이 맞아야 한다.

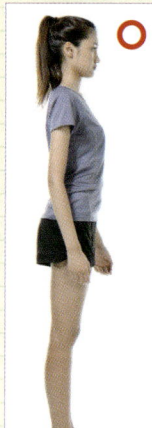

옆에서 봤을 때 ▶ 목을 앞으로 빼거나 어깨를 구부정하게 숙이지 않는다.

1 다리를 어깨 너비로 벌리고 서서 왼팔을 머리 뒤로 꺾는다. 코로 숨을 깊게 들이마셨다 입으로 내뱉으면서 오른손으로 왼팔 팔꿈치를 잡아 오른쪽으로 당긴다.

116

어깨 뒤쪽 늘이기 ▶ 효과 부위 : 어깨·팔

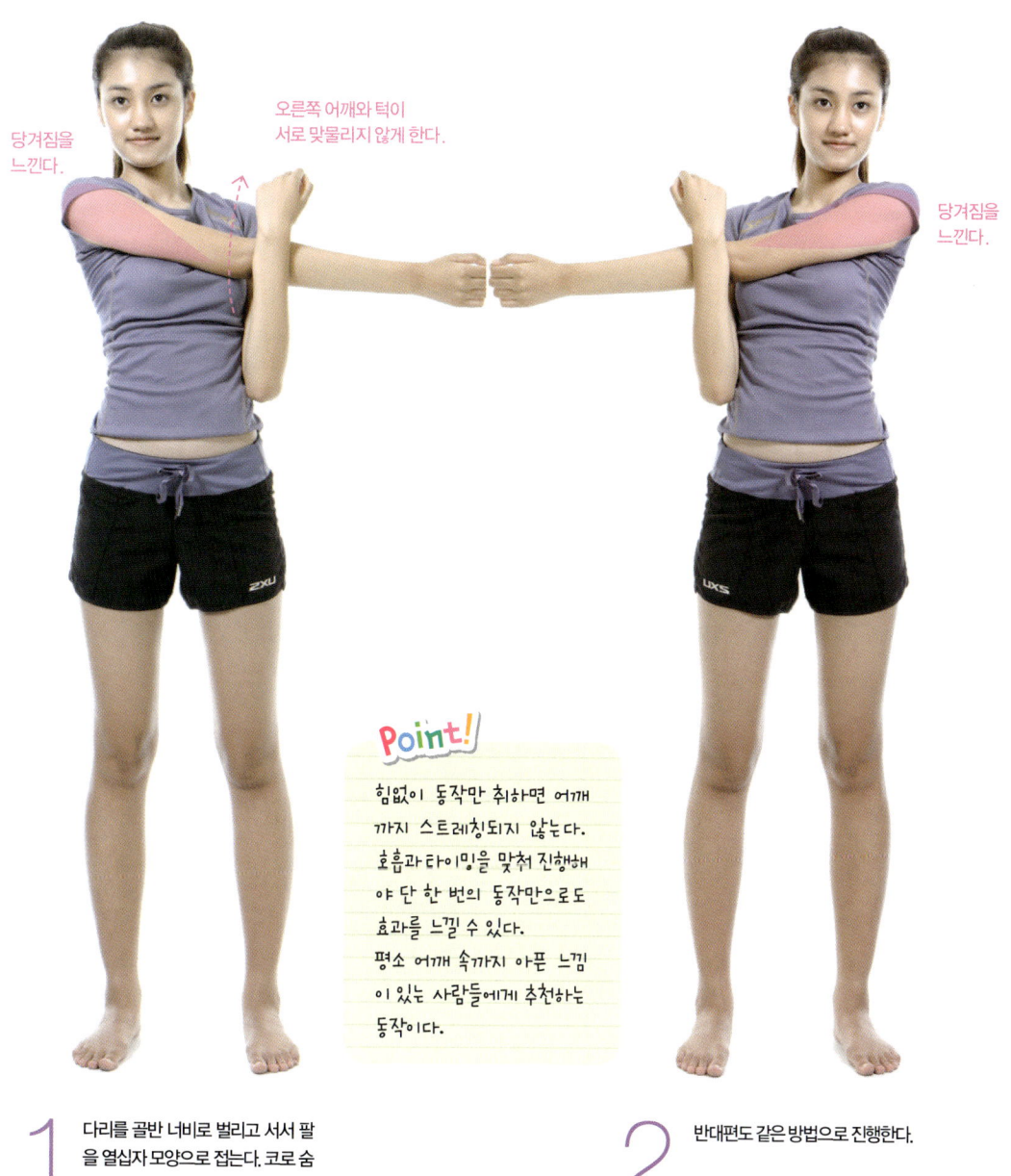

당겨짐을 느낀다.

오른쪽 어깨와 턱이 서로 맞물리지 않게 한다.

당겨짐을 느낀다.

Point!
힘없이 동작만 취하면 어깨까지 스트레칭되지 않는다. 호흡과 타이밍을 맞춰 진행해야 단 한 번의 동작만으로도 효과를 느낄 수 있다. 평소 어깨 속까지 아픈 느낌이 있는 사람들에게 추천하는 동작이다.

1 다리를 골반 너비로 벌리고 서서 팔을 열십자 모양으로 접는다. 코로 숨을 깊게 들이마셨다 입으로 내뱉으면서 왼팔로 오른팔 팔꿈치 옆을 감싸 10~20초간 당긴다.

2 반대편도 같은 방법으로 진행한다.

목 늘이기 ▶ 효과 부위: 목 옆쪽 · 뒷목

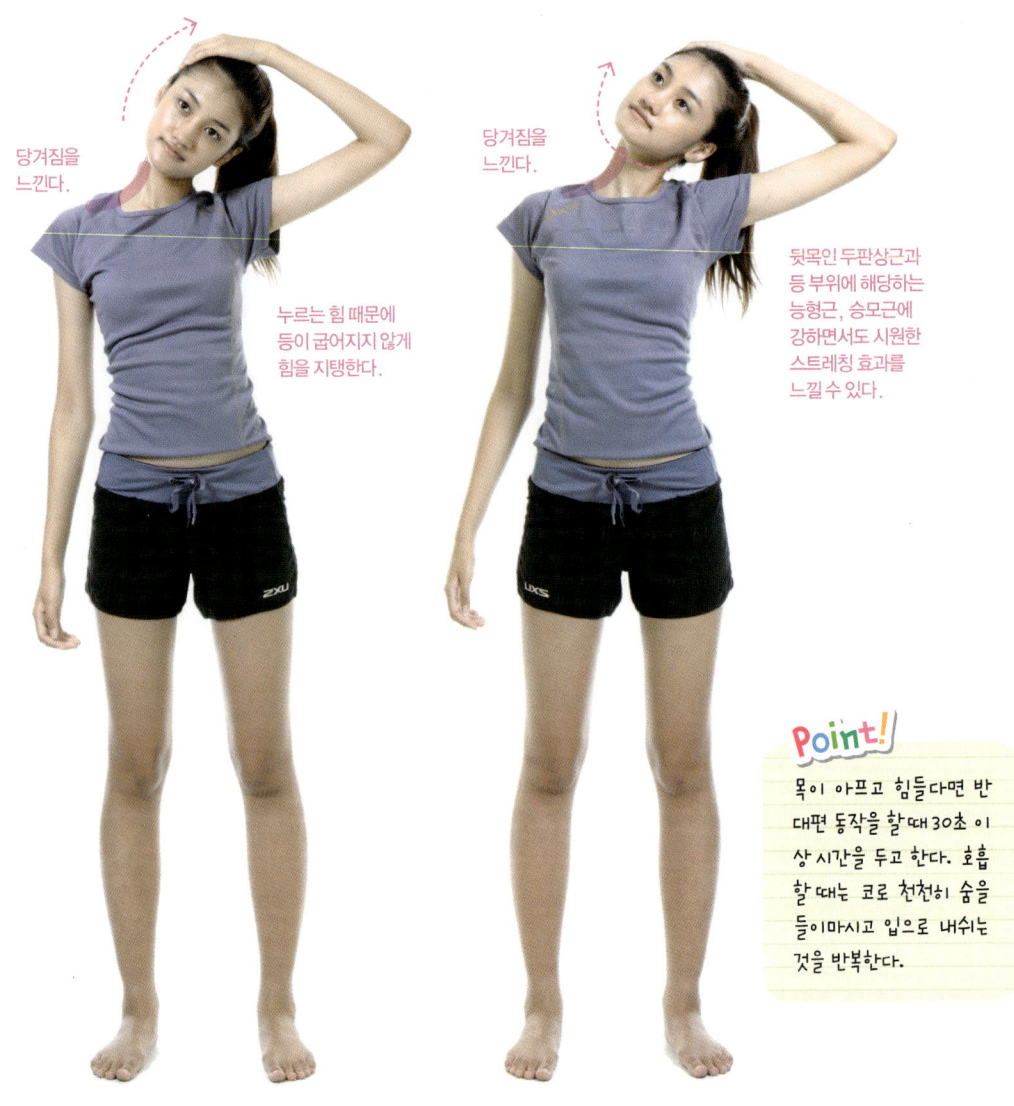

당겨짐을 느낀다.

누르는 힘 때문에 등이 굽어지지 않게 힘을 지탱한다.

당겨짐을 느낀다.

뒷목인 두판상근과 등 부위에 해당하는 능형근, 승모근에 강하면서도 시원한 스트레칭 효과를 느낄 수 있다.

Point!
목이 아프고 힘들다면 반대편 동작을 할때 30초 이상 시간을 두고 한다. 호흡할 때는 코로 천천히 숨을 들이마시고 입으로 내쉬는 것을 반복한다.

1 다리를 어깨 너비로 벌리고 서서 왼손으로 오른쪽 머리를 감싼다. 손가락으로 머리 옆(측두근)을 누르면서 왼쪽 방향으로 고개를 당긴다.

2 코로 숨을 들이마셨다 입으로 내뱉으면서 오른손 끝으로 머리 옆을 누르며 서서히 사선 위로 당긴다. 손가락으로 누르는 힘을 10초간 유지하고, 다시 코로 숨을 들이마시면서 시작 자세로 돌아온다. 반대편도 같은 방법으로 진행한다.

고개 숙여 뒷목 늘이기 ▶ 효과 부위: 뒷목·등

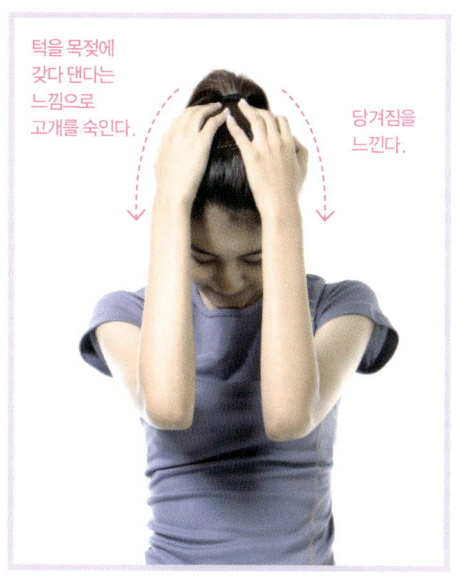

턱을 목젖에
갖다 댄다는
느낌으로
고개를 숙인다.

당겨짐을
느낀다.

1 양 손가락에 힘을 주고 뒷머리를 누르듯이 고개를 아래로 당긴다. 누르는 힘을 그대로 유지한 채 코로 숨을 깊게 들이마셨다 입으로 내뱉는다. 자세가 흐트러지지 않는 선에서 뒷머리를 강하게 누르고, 턱을 목젖을 향해 더 가깝게 붙인다.
호흡을 2~3회 깊게 쉰다. 천천히 손을 내리고 고개를 들어 올린다.

Point!
평소에 이유 없이 머리가 아프고 눈이 침침한 사람, 어깨에 오글거리듯 서늘한 느낌과 팔 저림 현상이 있는 사람에게 강력히 추천하는 스트레칭이다. 반드시 동작과 호흡을 정확하게 익힌 후 진행한다.

가슴 펴고 머리 뒤로 젖히기 ▶ 효과 부위 : 목 앞쪽·가슴·등

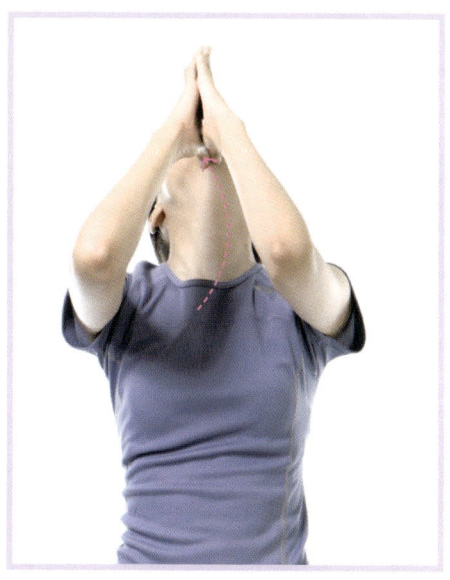

1 양 손바닥을 모아 엄지손가락으로 턱을 받친다. 코로 숨을 깊게 들이마셨다 다시 입으로 천천히 내뱉으면서 양 엄지손가락으로 턱을 밀며 고개를 뒤로 젖힌다. 숨을 다 내쉬면 양 엄지손가락을 턱에서 떼고 고개를 천천히 들어 올려 정면을 본다.

Point!
등과 목이 굽었거나, 과도한 스트레스로 뒷목이 뻣뻣한 사람은 이 동작을 피한다.
흡연을 많이 하는 사람은 이 동작을 할 때 기도가 눌려 기침이 나온다. 스트레칭을 시작하자마자 기침을 한다면 금연해야 한다.

허벅지 앞쪽 늘이기

▶ 효과 부위: 허벅지 앞쪽

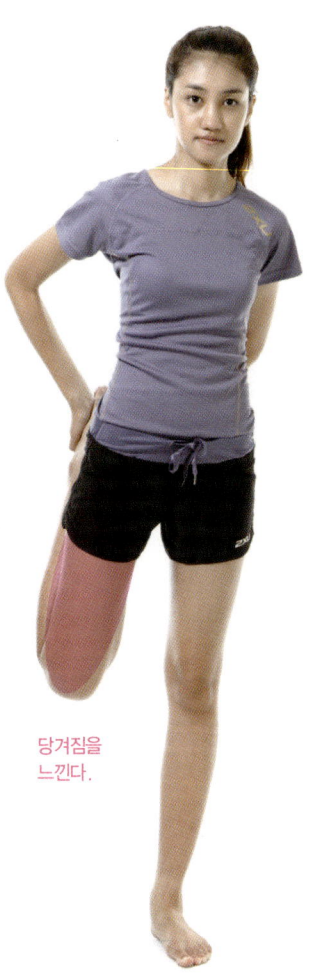

당겨짐을
느낀다.

1 다리를 어깨 너비로 벌리고 선다. 양손으로 오른쪽 발끝을 잡아당기며 발뒤꿈치를 엉덩이에 대고 누른다. 코로 숨을 들이마셨다 입으로 내뱉으며 10~20초간 자세를 유지한다. 반대편도 같은 방법으로 진행한다.

무릎 들어 올리기

▶ 효과 부위: 엉덩이

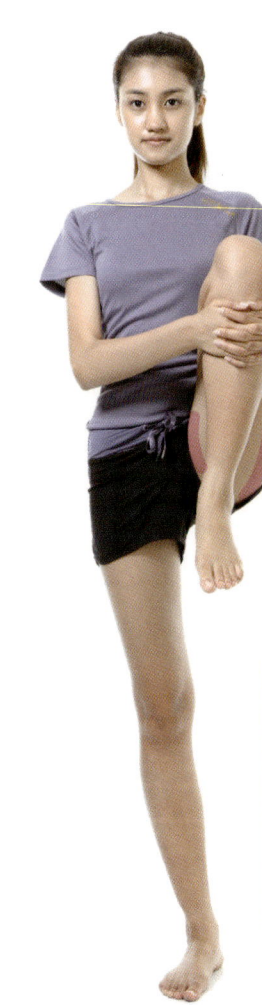

당겨짐을
느낀다.

Point!
등과 엉덩이 그리고 체중을 지탱하는 허벅지 앞쪽과의 힘의 조화가 중요하다. 중심 잡기가 힘들다면 벽에 기대어 한다. 벽이 불편하다면 바닥에 매트를 깔고 누워서 한다.

1 무릎을 가슴까지 들어 올린다는 마음으로 코로 숨을 들이마시며 무릎을 양손으로 감싸 안아 당겨 올린다. 팔에 힘을 주어 당기며 숨을 내뱉는다. 10~15초간 유지한다. 반대편도 같은 방법으로 진행한다.

무릎 옆으로 들어 올리기 ▶ 효과 부위: 엉덩이·다리

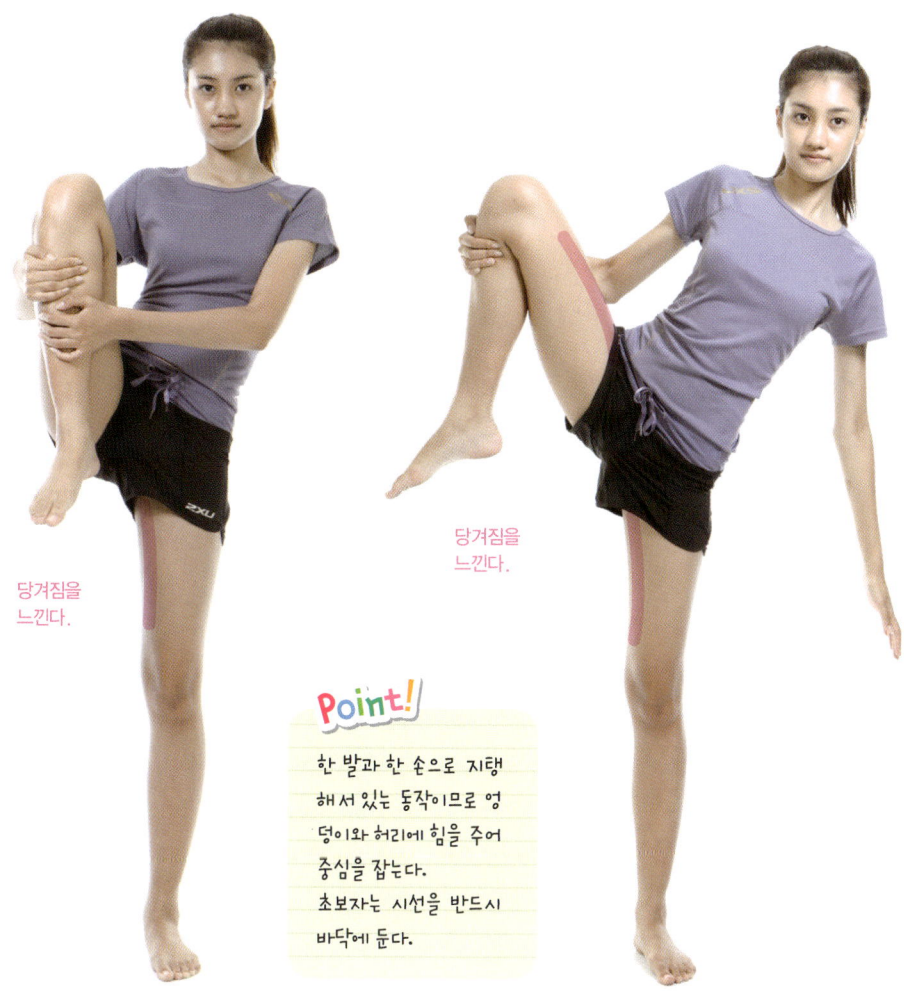

당겨짐을 느낀다.

당겨짐을 느낀다.

Point!
한 발과 한 손으로 지탱해서 있는 동작이므로 엉덩이와 허리에 힘을 주어 중심을 잡는다.
초보자는 시선을 반드시 바닥에 둔다.

1 다리를 어깨 너비로 벌리고 선다. 왼쪽 무릎을 올려 두 손으로 잡는다.

2 오른손을 뗀 채 코로 숨을 들이마시고 입으로 내뱉으면서 엉덩이의 힘과 체중 이동의 힘으로 무릎을 위로 당겨 올린다. 반대편도 같은 방법으로 진행한다.

상체 숙이기

▶ 효과 부위: 엉덩이 · 다리 뒤쪽

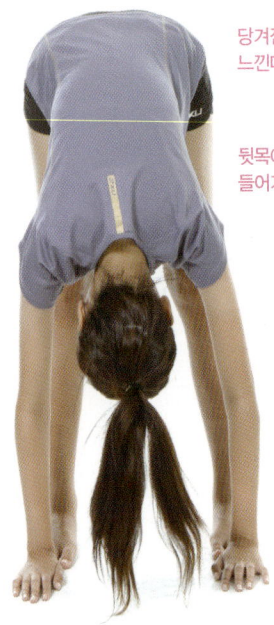

당겨짐을 느낀다.

뒷목에 힘이 들어가지 않게 한다.

1 다리를 어깨 너비로 벌리고 선다. 고개부터 숙이면서 천천히 팔을 늘어트리며 상체를 숙인다. 코로 깊은 숨을 들이마셨다 입으로 내뱉는다. 호흡을 3번 반복하고 천천히 엉덩이, 허리, 등, 고개 순으로 일어난다.

Point!
뒷무릎이 자주 저리고 엉치뼈가 얼얼한 사람, 오랜 시간 앉아서 생활하는 사람에게 추천하는 동작이다. 사진처럼 손바닥이 바닥에 닿지 않아도 된다. 내몸의 유연성에 맞게 진행하되 상체와 뒷목에 힘을 빼려고 한다. 하루 3번 꾸준히 실천하면 한 달 안에 손바닥이 바닥에 닿을 것이다. 배가 40인치 이상인 사람은 내장지방과 복부 지방부터 뺀 후 한다.

상체 숙여 발목 잡기

▶ 효과 부위: 엉덩이 · 허벅지 앞쪽 · 정강이

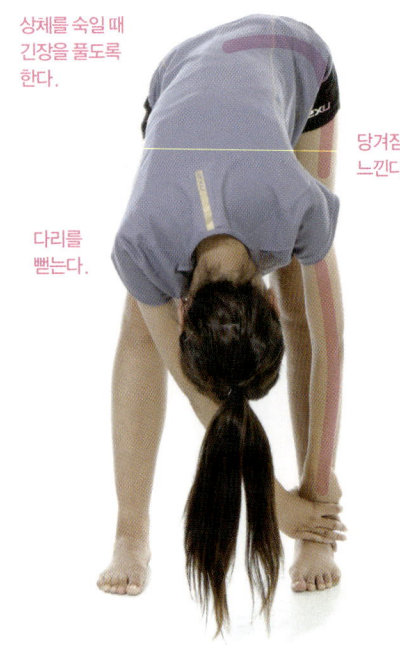

상체를 숙일 때 긴장을 풀도록 한다.

당겨짐을 느낀다.

다리를 뻗는다.

2 다리를 어깨 너비로 벌리고 선다. 양손으로 왼쪽 발목 또는 정강이를 잡고 상체를 숙인다. 몸통을 그대로 가운데에 두고 골반만 왼쪽으로 밀어 이동시킨다.
코로 숨을 깊게 들이마셨다 입으로 내뱉는 것을 약간 빠르게 반복한다. 속으로 열까지 센 후 천천히 일어난다. 반대편도 같은 방법으로 진행한다.

Point!
좌골 신경 라인을 따라 근육을 늘이는 동작으로 오랜 시간 허리 통증(요통)에 시달리는 사람에게 추천하는 동작이다.

다리 꼬아 상체 숙여 비틀기

▶ 효과 부위: 등·엉덩이·다리

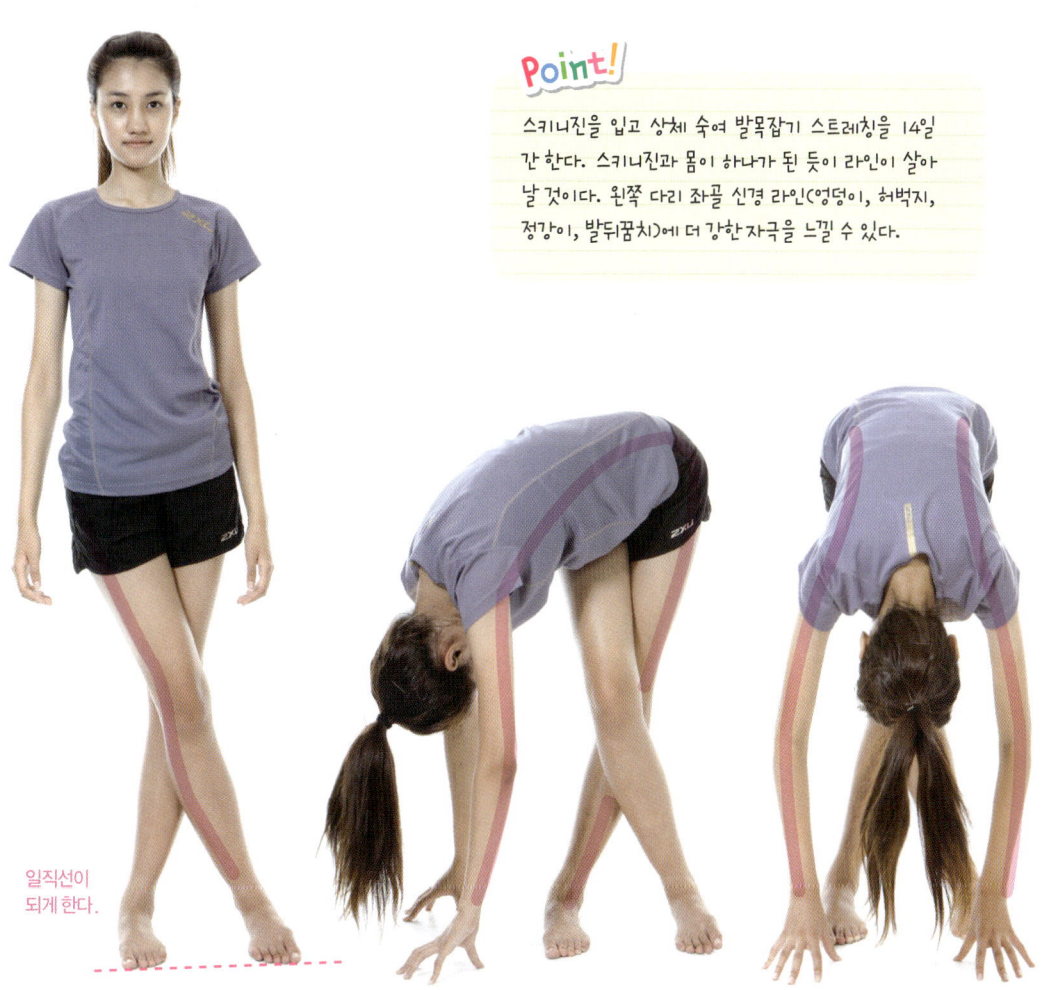

Point!
스키니진을 입고 상체 숙여 발목잡기 스트레칭을 14일 간 한다. 스키니진과 몸이 하나가 된 듯이 라인이 살아 날 것이다. 왼쪽 다리 좌골 신경 라인(엉덩이, 허벅지, 정강이, 발뒤꿈치)에 더 강한 자극을 느낄 수 있다.

일직선이 되게 한다.

1 다리를 어깨 너비로 벌리고 선다. 오른발을 왼발 앞으로 하여 사선으로 꼰다.

2 상체를 숙여 코와 입으로 숨을 크게 3번 반복해서 들이마신 후 입으로 숨을 내뱉으며 상체를 오른쪽으로 틀어 준다. 다시 호흡한 후 천천히 가운데로 돌아와서 일어난다. 반대편도 같은 방법으로 진행한다.

다리 벌려 상체 틀기

▶ 효과 부위: 상체 · 다리 안쪽

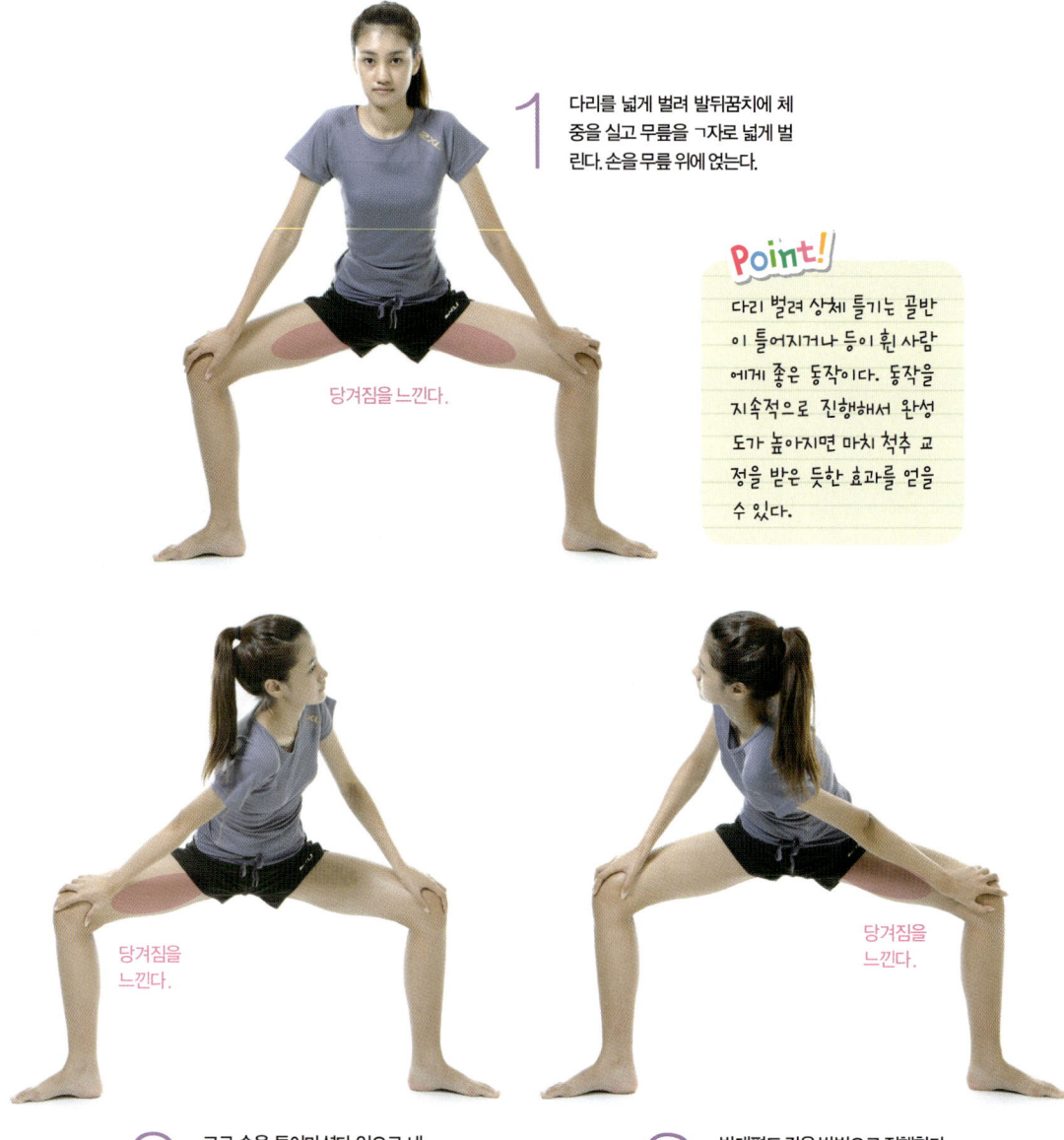

1 다리를 넓게 벌려 발뒤꿈치에 체중을 싣고 무릎을 ㄱ자로 넓게 벌린다. 손을 무릎 위에 얹는다.

당겨짐을 느낀다.

Point!
다리 벌려 상체 틀기는 골반이 틀어지거나 등이 휜 사람에게 좋은 동작이다. 동작을 지속적으로 진행해서 완성도가 높아지면 마치 척추 교정을 받은 듯한 효과를 얻을 수 있다.

2 코로 숨을 들이마셨다 입으로 내뱉으며 상체를 최대한 많이 틀어 준다. 10초간 자세를 유지한다. 반대편도 같은 방법으로 진행한다.

당겨짐을 느낀다.

3 반대편도 같은 방법으로 진행한다.

당겨짐을 느낀다.

한쪽 다리 뻗고 바닥 짚기 ▶ 효과 부위: 엉덩이·다리

1 왼쪽 다리를 구부리고 오른쪽 다리를 옆으로, 양팔을 앞으로 뻗어 상체를 숙인다. 코로 숨을 들이마셨다 입으로 내뱉으며 1분에서 최대 3분까지 유지한다. 반대편도 같은 방법으로 진행한다.

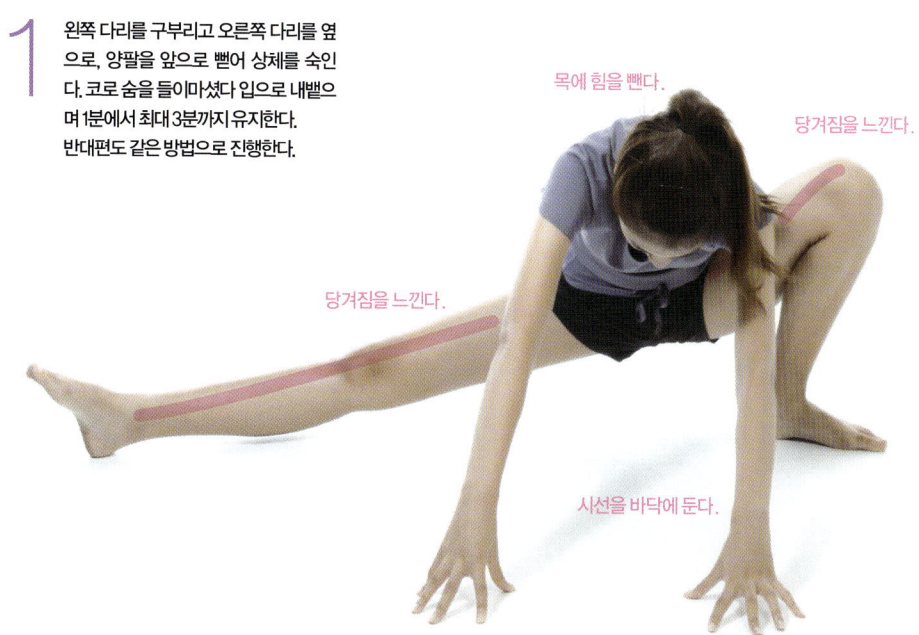

목에 힘을 뺀다.
당겨짐을 느낀다.
당겨짐을 느낀다.
시선을 바닥에 둔다.

Point!

우리 신체 중 엉덩이 관절에 붙은 근육들이 가장 크고 길다. 그래서 엉덩이를 늘이는 스트레칭을 할때는 오랜 시간을 할애해야한다. 진행 시간이 길수록 효과가 좋다.
걸을 때 무릎과 허벅지 사이가 많이 벌어지는 사람이 이 동작을 하면 모델처럼 당당하게 걸을 수 있다.

종아리 늘이기 ▶ 효과 부위: 정강이

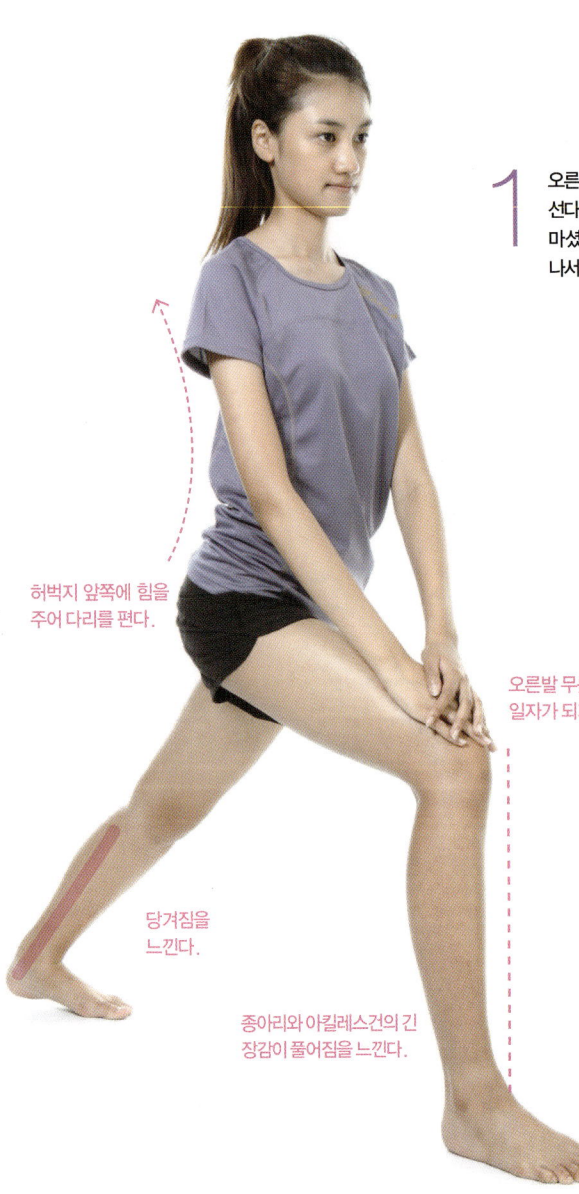

1 오른발을 앞으로 구부리고, 왼발을 뒤로 뻗고 선다. 양손을 무릎 위에 얹는다. 코로 숨을 들이마셨다 입으로 내뱉는다. 숨을 10회 반복하고 나서 반대편도 같은 방법으로 진행한다.

허벅지 앞쪽에 힘을 주어 다리를 편다.

오른발 무릎과 발목이 일자가 되게 한다.

당겨짐을 느낀다.

종아리와 아킬레스건의 긴 장감이 풀어짐을 느낀다.

Point!
간단한 종아리 스트레칭 같지만, 자세를 바르게 해서 꾸준히 하면 큰 효과를 얻을 수 있다. 종아리는 걷거나 서 있을 때 자세를 안정적으로 만들어 주는 부위로 코어 머슬과 더불어 중요한 역할을 한다.
종아리 스트레칭을 꾸준히 하면 체형의 불균형을 교정할 수 있다.

정강이 늘이기 ▶ 효과 부위: 정강이

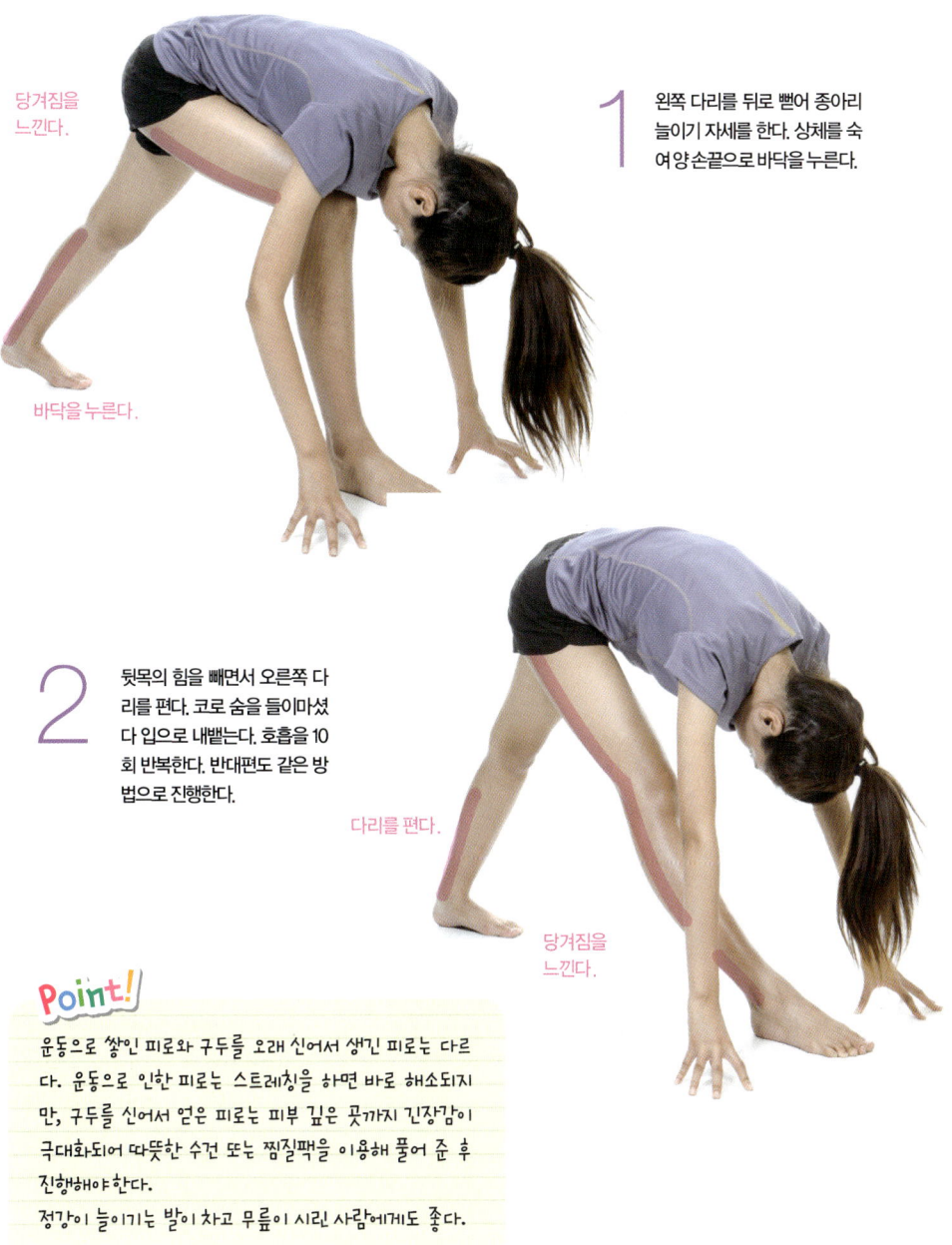

당겨짐을 느낀다.

바닥을 누른다.

1 왼쪽 다리를 뒤로 뻗어 종아리 늘이기 자세를 한다. 상체를 숙여 양손끝으로 바닥을 누른다.

2 뒷목의 힘을 빼면서 오른쪽 다리를 편다. 코로 숨을 들이마셨다 입으로 내뱉는다. 호흡을 10회 반복한다. 반대편도 같은 방법으로 진행한다.

다리를 편다.

당겨짐을 느낀다.

Point!

운동으로 쌓인 피로와 구두를 오래 신어서 생긴 피로는 다르다. 운동으로 인한 피로는 스트레칭을 하면 바로 해소되지만, 구두를 신어서 얻은 피로는 피부 깊은 곳까지 긴장감이 극대화되어 따뜻한 수건 또는 찜질팩을 이용해 풀어 준 후 진행해야한다.
정강이 늘이기는 발이 차고 무릎이 시린 사람에게도 좋다.

Dynamic Rhythm Stretching 다이내믹 리듬 스트레칭

다이내믹 스트레칭의 가장 큰 특징은 역동적이고 큰 동작이 많아서 제자리에 서서 하는 것은 물론 리듬을 느끼듯 걸어가면서 진행하는 것이다. 다른 사람에 비해 유연성이 떨어지거나, 기초체력 향상을 목적으로 하는 사람들에게 추천한다.

다이내믹 허벅지 앞쪽 늘이기 ▶ 효과 부위: 발목 · 허벅지 앞쪽

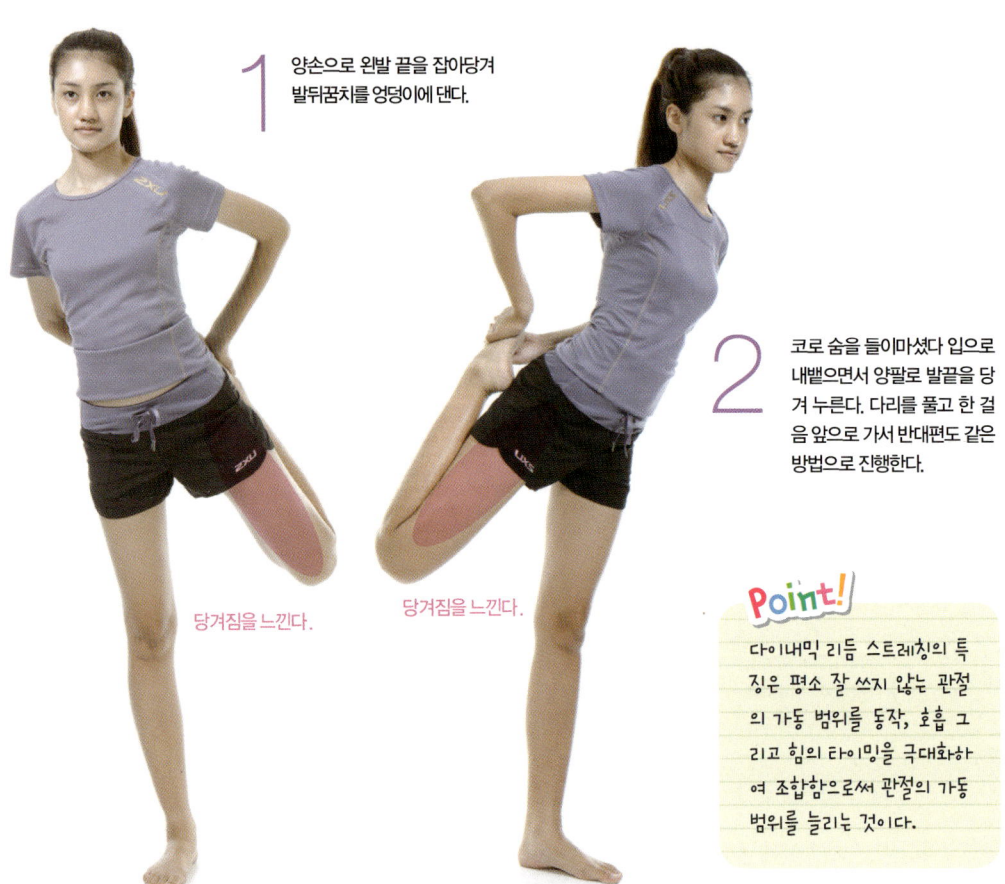

1 양손으로 왼발 끝을 잡아당겨 발뒤꿈치를 엉덩이에 댄다.

2 코로 숨을 들이마셨다 입으로 내뱉으면서 양팔로 발끝을 당겨 누른다. 다리를 풀고 한 걸음 앞으로 가서 반대편도 같은 방법으로 진행한다.

당겨짐을 느낀다.

Point!
다이내믹 리듬 스트레칭의 특징은 평소 잘 쓰지 않는 관절의 가동 범위를 동작, 호흡 그리고 힘의 타이밍을 극대화하여 조합함으로써 관절의 가동 범위를 늘리는 것이다.

다이내믹 무릎 올리기
▶ 효과 부위: 엉덩이 · 허벅지 안쪽

다이내믹 스트레칭 2

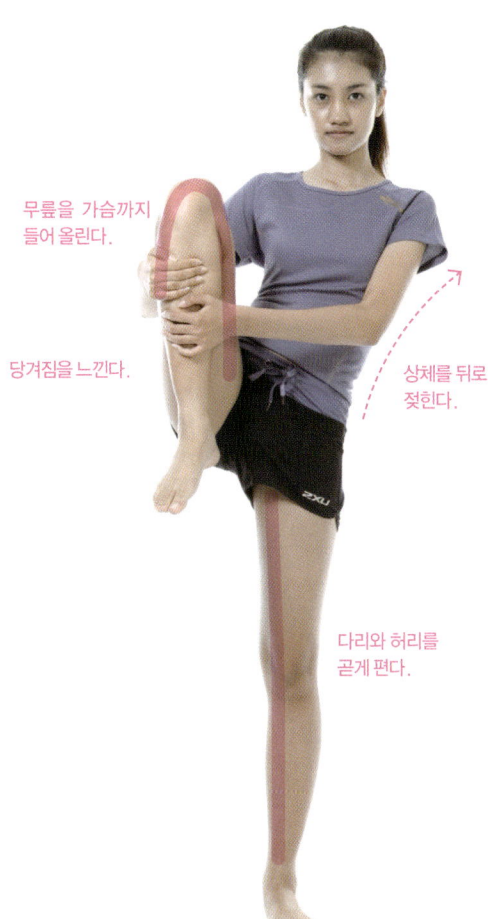
- 무릎을 가슴까지 들어 올린다.
- 당겨짐을 느낀다.
- 상체를 뒤로 젖힌다.
- 다리와 허리를 곧게 편다.

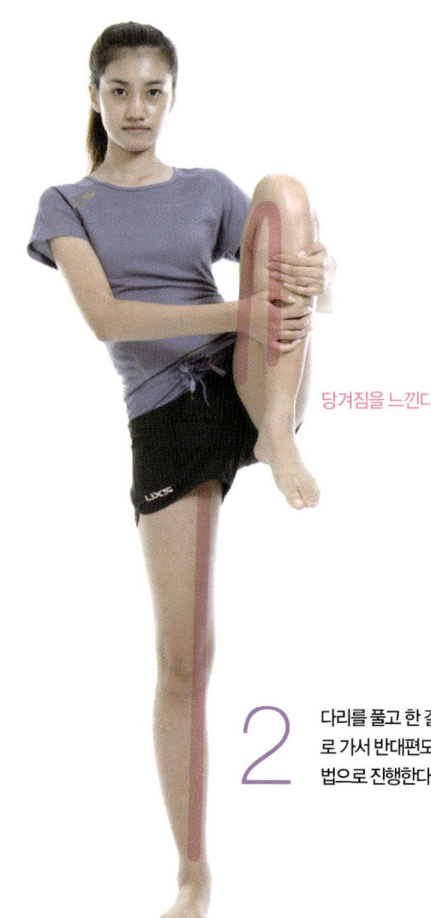
- 당겨짐을 느낀다.

1. 코로 숨을 들이마시며 오른쪽 무릎을 접어 양손으로 감싸 안아 빠르게 당겨 올린다. 입으로 내뱉으며 5초간 유지한다.

2. 다리를 풀고 한 걸음 앞으로 가서 반대편도 같은 방법으로 진행한다.

Point!
정적인 스트레칭에서는 반대편 방향을 진행할 때 자세를 풀고 잠시 쉬었다 제자리에서 진행한다. 그러나 다이내믹 리듬 스트레칭에서는 동작의 끊어짐 없이 리드미컬하게 자세를 연결한다. 반대편 방향을 진행할 때 자세를 풀면서 발을 한 걸음 앞으로 뻗어 휴식 없이 그 자리에서 바로 한다.

다이내믹 무릎 옆으로 들어 올리기

▶ 효과 부위: 엉덩이 · 허벅지 안쪽

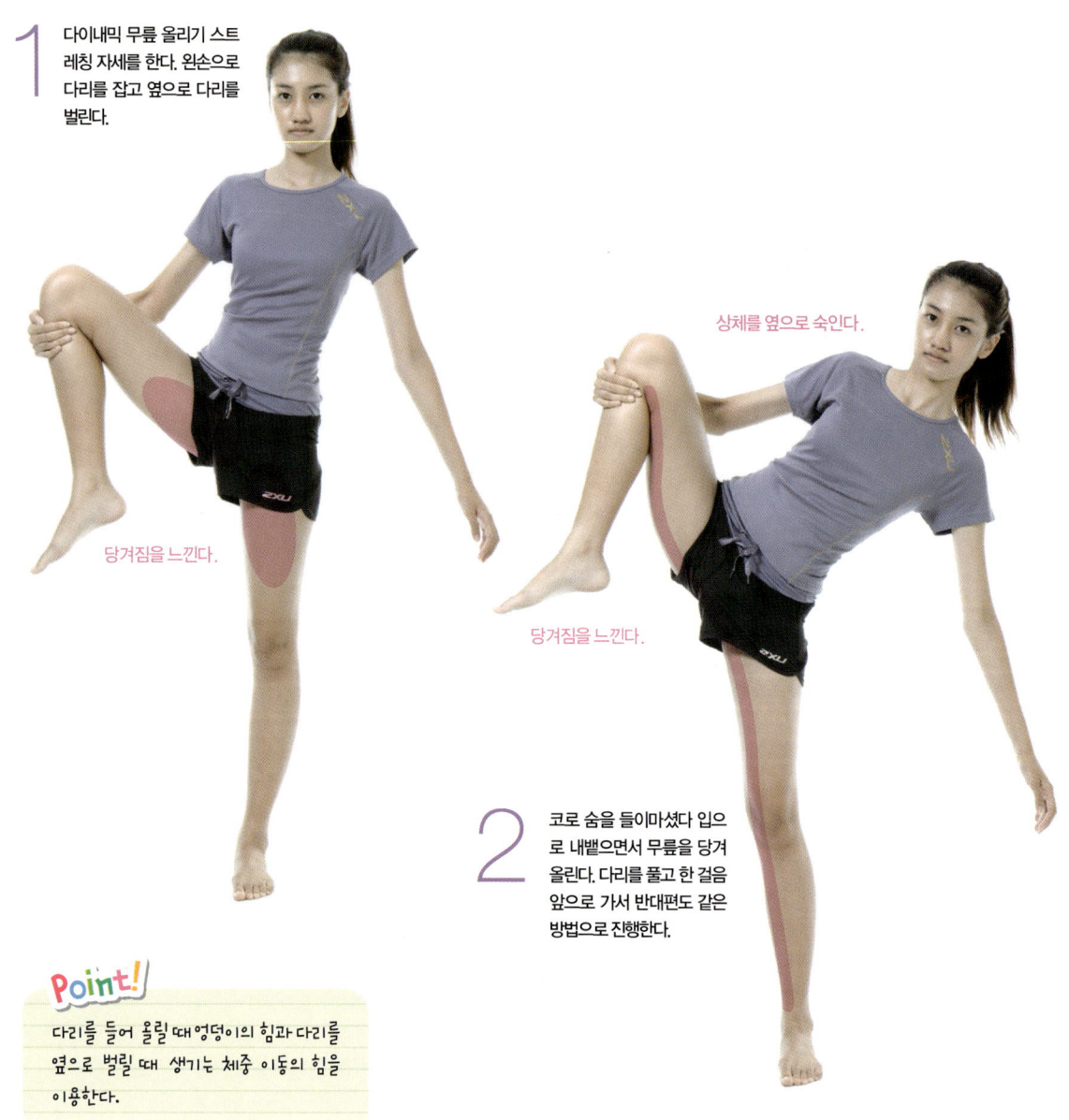

1. 다이내믹 무릎 올리기 스트레칭 자세를 한다. 왼손으로 다리를 잡고 옆으로 다리를 벌린다.

상체를 옆으로 숙인다.

당겨짐을 느낀다.

2. 코로 숨을 들이마셨다 입으로 내뱉으면서 무릎을 당겨 올린다. 다리를 풀고 한 걸음 앞으로 가서 반대편도 같은 방법으로 진행한다.

Point!
다리를 들어 올릴 때 엉덩이의 힘과 다리를 옆으로 벌릴 때 생기는 체중 이동의 힘을 이용한다.

다이내믹 다리 뻗어 상체 구부리기

▶ 효과 부위: 엉덩이 · 허벅지 안쪽

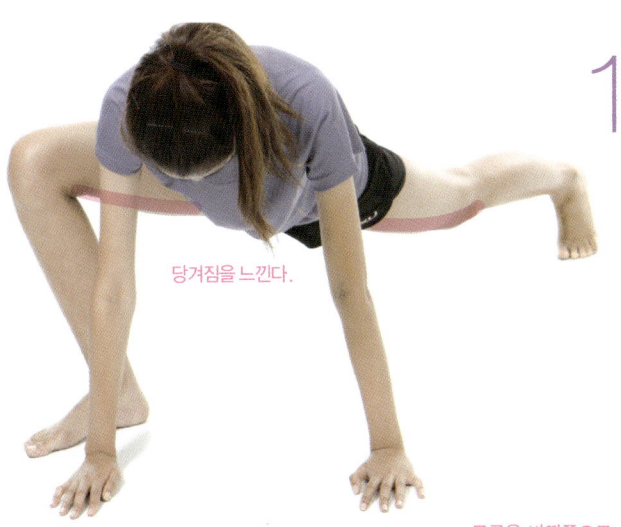

1. 양손을 바닥에 붙이고 오른쪽 다리를 ㄱ자로 구부리고 왼쪽 다리를 뒤로 뻗어 상체를 숙인다.

당겨짐을 느낀다.

무릎을 바깥쪽으로 밀어 낸다.

당겨짐을 느낀다.

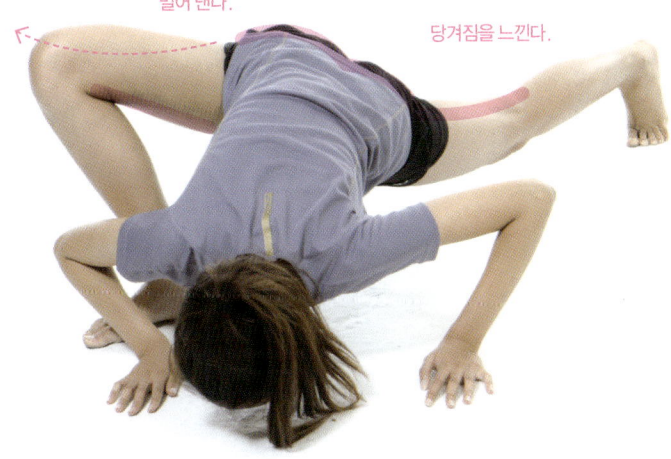

2. 코로 숨을 들이마시면서 팔을 굽혀 가슴을 바닥에 댄다는 생각으로 상체를 최대한 숙인다. 입으로 숨을 내뱉으며 자세를 5초간 유지한다. 다리를 풀고 한 걸음 앞으로 가서 반대편도 같은 방법으로 진행한다.

Point!

일명 스파이더라는 별명이 붙은 스트레칭으로 유연성이 약한 사람도 재미있게 할 수 있다. 허벅지 안쪽과 엉덩이의 탄력을 강조하고 싶다면 언덕에서 20발자국 3세트씩 매일매일한다. 언덕이 없다면 제자리에서 한다.

다이내믹 스파이더 그로이너 ▶ 효과 부위: 어깨 · 가슴 · 골반 · 엉덩이 · 허벅지

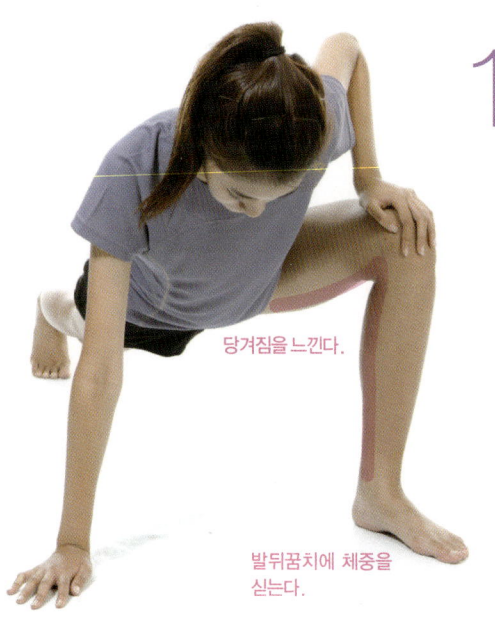

1 양손을 바닥에 붙이고 오른쪽 다리를 ㄱ자로 구부리고 왼쪽 다리를 뒤로 뻗어 상체를 숙인다. 왼손을 들어 왼쪽 무릎을 짚는다.

당겨짐을 느낀다.

발뒤꿈치에 체중을 싣는다.

2 코로 숨을 들이마셨다 입으로 내뱉으며 상체를 깊이 숙인다. 왼손으로 무릎을 바깥쪽으로 밀어 늘여 준다. 최대 범위에서 3초 정도 머무른다.

당겨짐을 느낀다.

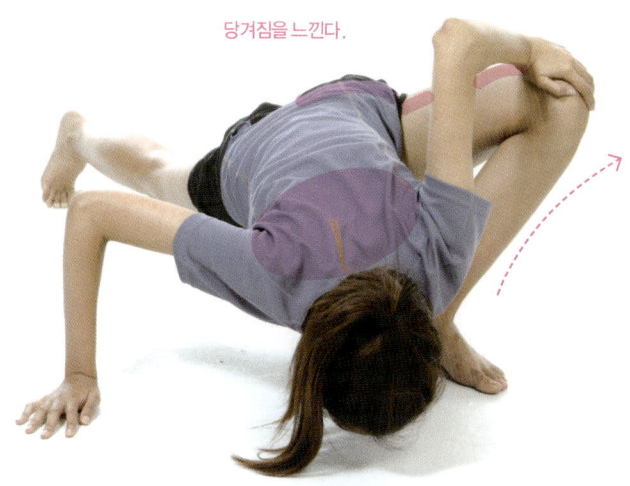

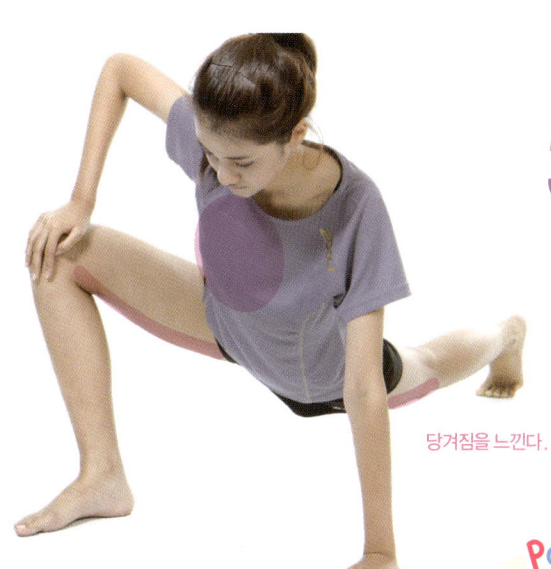

3 왼쪽 무릎을 누르며 상체를 들어올린다.

당겨짐을 느낀다.

Point!

스포츠 선수들이 가장 많이 하는 스트레칭 동작이다. 스트레칭 적용 범위도 넓고, 가장 실질적인 스트레칭이다. 3대 웨이트 트레이닝 중 가장 핵심이 데드리프트라면, 다이내믹 스트레칭 중에서 가장 핵심은 다이내믹 스파이더 그로이너이다.
IT 계열 종사자, 수험생, 운전기사 등 장시간 앉아서 생활하는 수험생들에게 가장 추천하는 스트레칭이다.

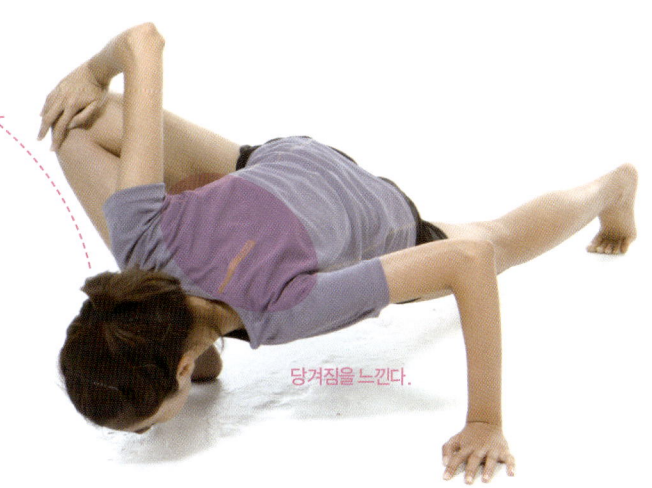

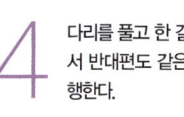

4 다리를 풀고 한 걸음 앞으로 가서 반대편도 같은 방법으로 진행한다.

당겨짐을 느낀다.

다이내믹 허벅지 옆쪽 늘이기 ▶ 효과 부위: 엉덩이 · 허벅지

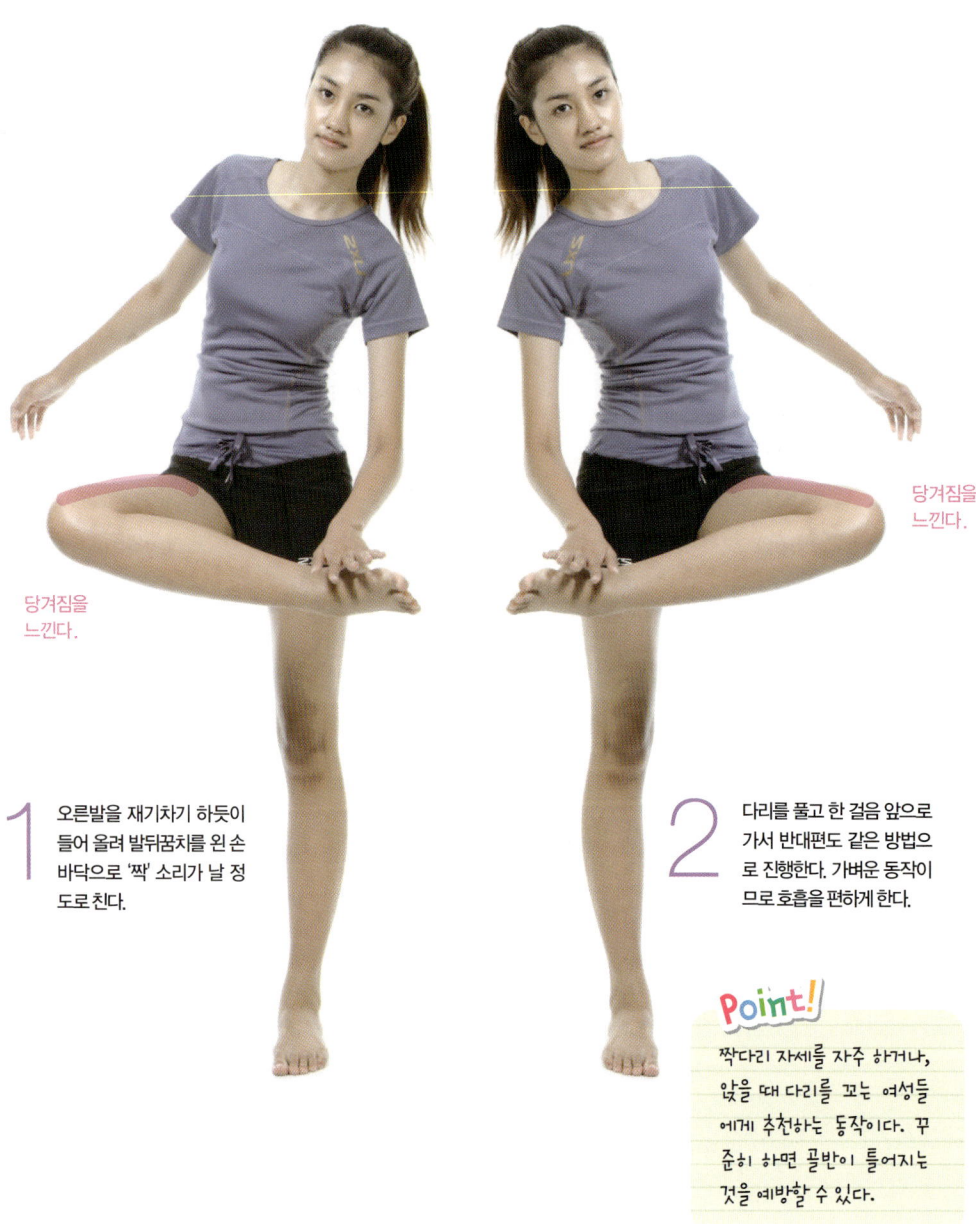

당겨짐을 느낀다.

당겨짐을 느낀다.

1 오른발을 재기차기 하듯이 들어 올려 발뒤꿈치를 왼 손바닥으로 '짝' 소리가 날 정도로 친다.

2 다리를 풀고 한 걸음 앞으로 가서 반대편도 같은 방법으로 진행한다. 가벼운 동작이므로 호흡을 편하게 한다.

Point!
짝다리 자세를 자주 하거나, 앉을 때 다리를 꼬는 여성들에게 추천하는 동작이다. 꾸준히 하면 골반이 틀어지는 것을 예방할 수 있다.

다이내믹 엉덩이 늘이기 ▶ 효과 부위 : 엉덩이 · 다리

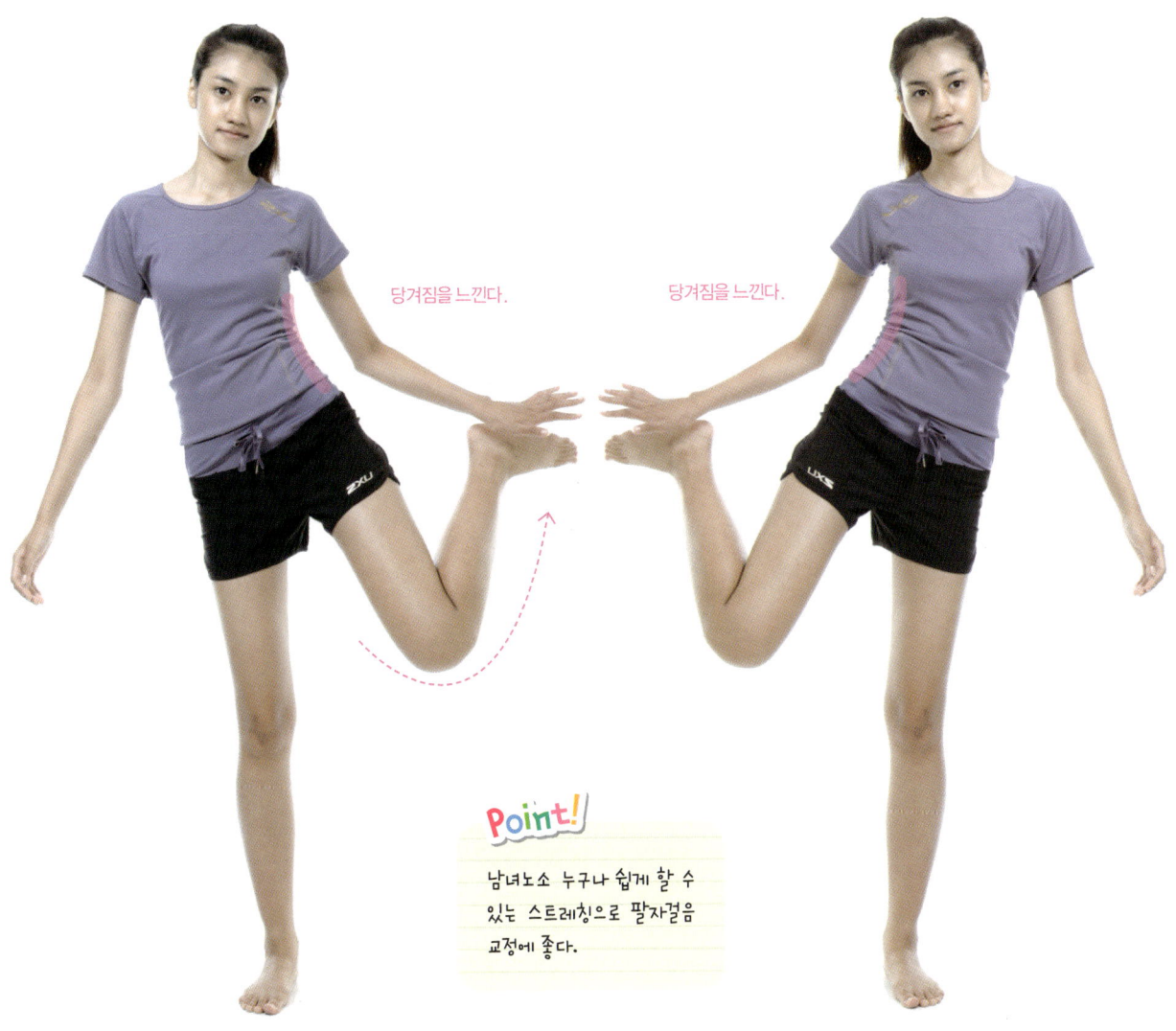

당겨짐을 느낀다.

Point!
남녀노소 누구나 쉽게 할 수 있는 스트레칭으로 팔자걸음 교정에 좋다.

1 왼쪽 다리를 옆으로 들어 올리며 왼 손바닥으로 발뒤꿈치를 '짝' 소리가 날 정도로 강하게 친다.

2 다리를 풀고 한 걸음 앞으로 가서 반대편도 같은 방법으로 진행한다. 가벼운 동작이므로 호흡을 편안하게 한다. 하루 100걸음씩 매일매일 진행한다.

다이내믹 다리 위로 들어 올리기

▶ 효과 부위: 엉덩이 · 허벅지

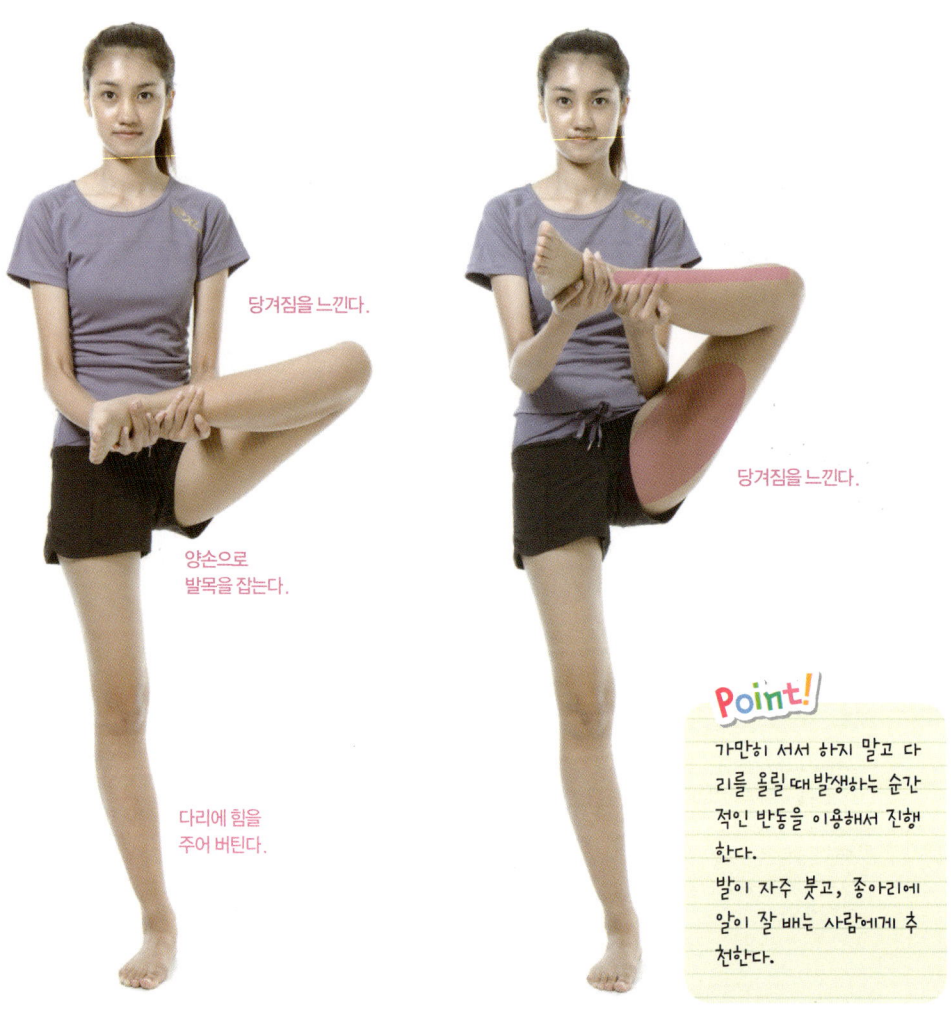

당겨짐을 느낀다.

양손으로 발목을 잡는다.

다리에 힘을 주어 버틴다.

당겨짐을 느낀다.

Point!
가만히 서서 하지 말고 다리를 올릴때 발생하는 순간적인 반동을 이용해서 진행한다.
발이 자주 붓고, 종아리에 알이 잘 배는 사람에게 추천한다.

1 왼쪽 다리를 복부까지 들어 올려 양손바닥으로 받쳐 든다.

2 코로 숨을 들이마셨다 입으로 내뱉으며 팔에 힘을 주어 다리를 가슴까지 들어 올린다. 다리를 풀고 한 걸음 앞으로 가서 반대편도 같은 방법으로 진행한다.

다이내믹 클로징 스파이더 그로이너 ▶ 효과 부위: 허벅지

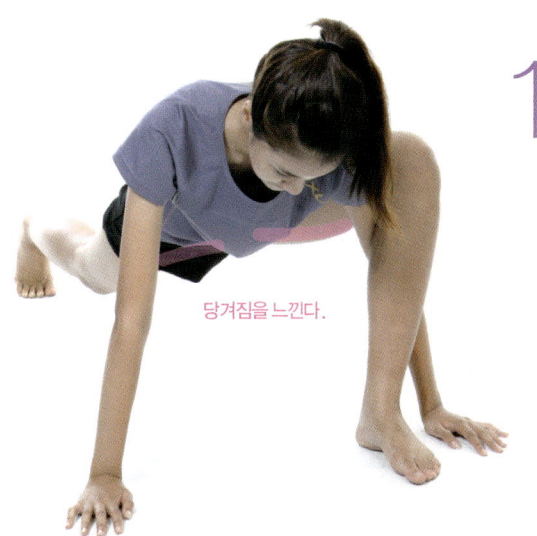

1 상체를 숙여 오른쪽 다리를 뻗고, 오른손으로 바닥을 짚는다. 왼쪽 다리를 ㄱ자 모양으로 구부린다. 코로 숨을 들이마시면서 왼팔을 왼쪽 다리 안쪽에 감아 넣는다.

당겨짐을 느낀다.

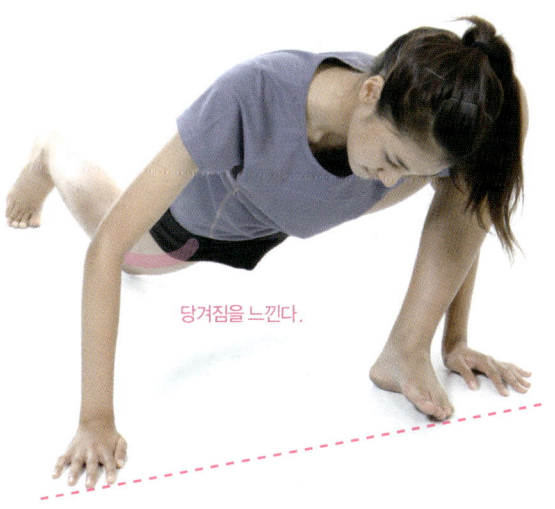

2 입으로 숨을 내뱉으며 체중을 그대로 왼발에 싣고 몸을 기울인다. 3초간 자세를 유지한다. 팔을 풀며 그대로 일어나 반대편도 같은 방법으로 진행한다.

당겨짐을 느낀다.

왼손과 왼발을 일직선으로 맞춘다.

다이내믹 킥-킹 스트레칭

▶ 효과 부위: 어깨·팔·허벅지·복부

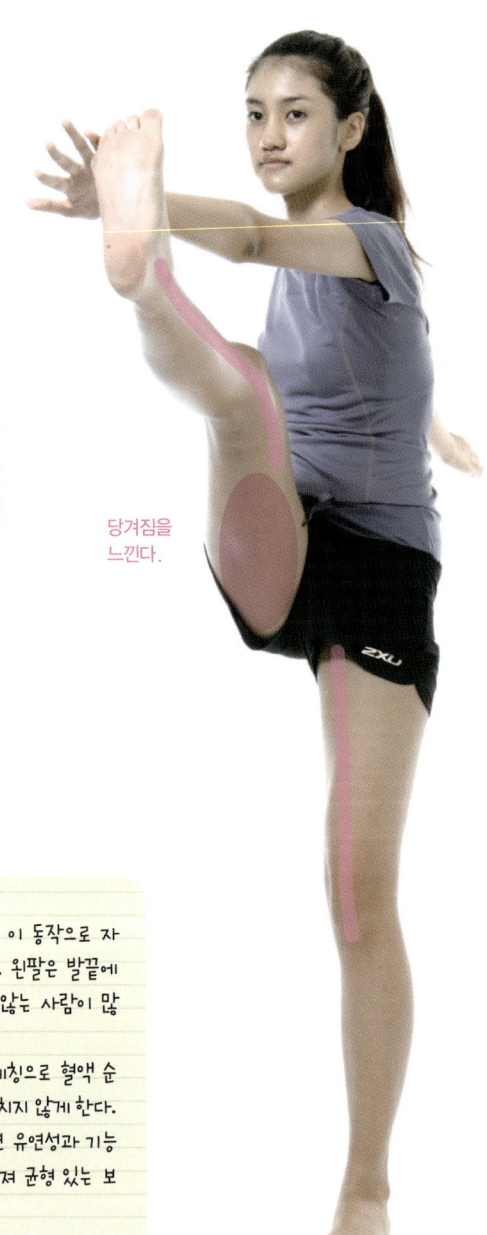

1 코로 숨을 들이마시면서 왼팔을 앞으로, 오른팔을 뒤로 뻗으며 오른쪽 다리를 앞으로 들어올린다. 오른쪽 다리와 왼팔이 만날 때 입으로 숨을 내뱉는다.

당겨짐을 느낀다.

Point!

가장 다이내믹한 스트레칭이다. 이 동작으로 자기 몸의 좌우 균형을 알 수 있다. 왼팔은 발끝에 닿는데, 오른팔은 발끝에 닿지 않는 사람이 많다. 해결 방법은 간단하다.
동작을 하기 전에 간단한 스트레칭으로 혈액 순환을 시키고 근육을 이완시켜 뭉치지 않게 한다. 그후 다이내믹 스트레칭을 하면 유연성과 기능 그리고 움직임이 좀 더 자유로워져 균형 있는 보디 밸런스를 만들 수 있다.

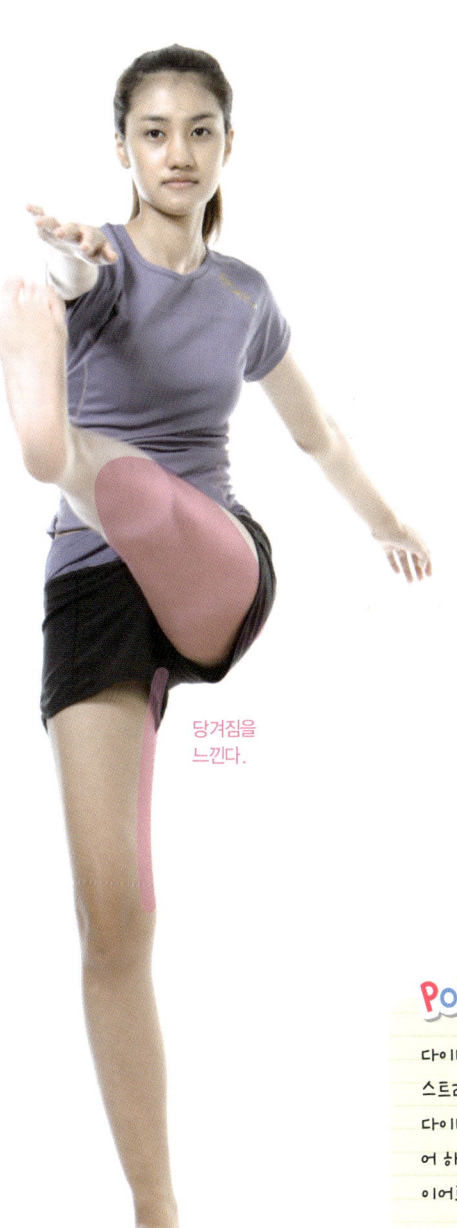

2 다리를 풀고 한 걸음 앞으로 가서 반대편도 같은 방법으로 진행한다. 발과 팔을 교체할 때 입으로 숨을 들이마신다.

당겨짐을 느낀다.

Point!

다이내믹 리듬 스트레칭은 우리가 흔히 하는 정적인 스트레칭과 다르게 끊임없이 몸을 움직인다.
다이내믹 리듬 스트레칭에서 소개한 1~10번을 연이어 하는 것이 1세트이고 보통 2~3세트 진행한다. 다이어트에 목적을 둔다면 5세트까지 진행한다.

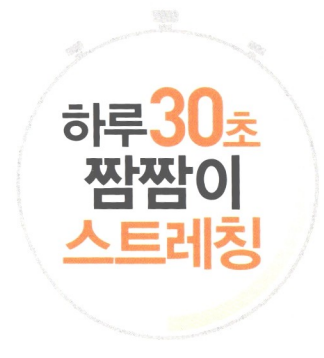

사진 촬영 슬라이(티가니에 스튜디오 www.tiganie.net, 02-475-5251)
모델 정사라
의상 협찬 2XU www.2xu.kr(다이내믹 스트레칭 파트)